护理实践能力提升丛书

疼痛科护理手册

主编 魏建梅 曹 英 王志剑 李凌超

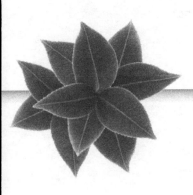

清華大学出版社

北 京

内 容 简 介

本书全面系统地介绍了慢性疼痛的常规护理、诊疗技术、药物指导及评估量表，在编排上文字结合图表，易于查找阅读，层次清晰，重点突出；立足疼痛科护理的特点和需求，涵盖了疼痛的评估与护理管理。手术后疼痛护理、癌症疼痛护理、心理护理等内容，侧重基础评估与具体可操作的护理实践指导。重点培养发展护士的临床思维能力，丰富专业护理内涵，更加贴近临床护理需求。本书适合全国各级医院临床护理人员使用。

图书在版编目（CIP）数据

疼痛科护理手册 / 魏建梅等主编 . —北京：清华大学出版社，2019（2022.12重印）
（护理实践能力提升丛书）
ISBN 978-7-302-53032-9

Ⅰ．①疼…　Ⅱ．①魏…　Ⅲ．①疼痛 – 护理学 – 手册　Ⅳ．① R473-62

中国版本图书馆 CIP 数据核字（2019）第 092535 号

责任编辑：肖　军　周婷婷
封面设计：刘艳芝
责任校对：刘玉霞
责任印制：曹婉颖

出版发行：清华大学出版社
　　　　　网　　址：http://www.tup.com.cn, http://www.wqbook.com
　　　　　地　　址：北京清华大学学研大厦A座　　　邮　　编：100084
　　　　　社 总 机：010-83470000　　　　　　　　邮　　购：010-62786544
　　　　　投稿与读者服务：010-62776969, c-service@tup.tsinghua.edu.cn
　　　　　质量反馈：010-62772015, zhiliang@tup.tsinghua.edu.cn
印 装 者：涿州市殷润文化传播有限公司
经　　销：全国新华书店
开　　本：185mm×260mm　　　　印　张：8.5　　　字　数：228 千字
版　　次：2019年7月第1版　　　　印　次：2022年12月第3次印刷
定　　价：58.00元

产品编号：079555–01

《疼痛科护理手册》
编者名单

主　审　张达颖　王建宁　张学学

主　编　魏建梅　曹　英　王志剑　李凌超

副主编　罗丽婷　夏　梅　宁玉梅　曾秀娟

编　者（按姓氏拼音排序）

曹新添　曹译文　陈春梅　顾丽丽

李璐柳　李梦柔　廖云华　刘韦辰

刘小健　涂发妹　万　露　万　权

熊晨悦　熊根玉　许　刚　许　牧

鄢　毅　杨　萍　喻燕波　曾春娥

张华秀　章　勇　赵　勇　朱梦叶

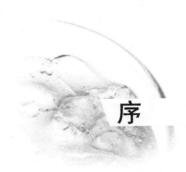

序

　　慢性疼痛是影响现代人类健康和社会发展的主要问题之一。有统计显示，因疼痛就医的患者约占我国城市医院全部就诊人数的 16%，而随着老龄化社会的到来与人们工作生活方式的转变，慢性疼痛性疾病的发生率仍在不断增加，对个体、家庭和社会的不良影响愈发突出。因此，"免除疼痛是患者的基本人权""疼痛是第五生命体征"以及"慢性疼痛是一种疾病"等科学理念日益普及，培养"疼痛医护队伍"、设置"疼痛专科"和开展"疼痛规范治疗"成为各级医疗机构的努力方向。

　　疼痛科和疼痛医学的发展必然要求相应的疼痛护理学的进步，疼痛科护理工作也越来越受到国内外专家、学者的重视。当前，疼痛科护理工作内容主要包括疼痛评估、病情监测、疼痛诊疗医嘱的执行、疼痛专科治疗的配合、围术期护理、各类疼痛性疾病的护理、疼痛健康教育、疗效和安全质量评价与随访等。疼痛科护理工作已成为现代疼痛临床诊疗体系不可或缺的重要组成部分，没有良好的疼痛护理，就难有良好的疼痛诊疗效果。

　　我科成立 20 年以来，疼痛科护理工作与时俱进、不断提升，团队人员结构逐步合理优化，临床护理和质控稳居较高水平，护理科研和教学成绩斐然——由疼痛科护理管理组主导的疼痛评估与管理规范已向我院及全省临床科室全面推广应用，获批新增的"疼痛综合评定"医疗服务项目适应新医改回归医务者劳动价值的取向……

　　"利可共而不可独"，该书对自己长期的疼痛护理临床实践和研究成果进行总结，汇编成册。该书竭力秉承科学性、先进性和实用性原则，内容涵盖疼痛科护理的基本理论、知识与技能，目的就在于同广大疼痛护理工作者分享经验、交流学术成果，为促进我国疼痛科护理工作的规范化、以更优质高效的疼痛护理技术服务于广大疼痛患者做出贡献。

张达颖

2019 年 5 月

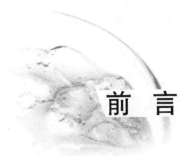

前　言

　　《疼痛科护理手册》是我们对长期的疼痛护理临床实践经验和研究成果进行总结汇编而成。本书立足疼痛专科护理的需要和特点，涵盖疼痛评估与护理管理、疼痛科护理常规、手术后疼痛护理、癌症疼痛护理、疼痛患者常见心理问题与护理、疼痛科常用药物、疼痛科常见护理应急预案、疼痛科有创与无创治疗室管理制度、疼痛护理质量管理与随访、护理人员的疼痛管理培训等内容。本书在结构与形式上力求简明、清晰、直观，临床实践指导性强，特别在护理操作上采用表格与图片形式，以方便疼痛科护理人员参考与应用。

　　本书所有内容符合政府、学校、医院的法律、法规及相关文件，如有冲突则按上级规定执行。由于笔者能力有限，书中有错误之处恳请广大读者批评指正，以使再版时更臻完善。

魏建梅

2019 年 5 月

目 录

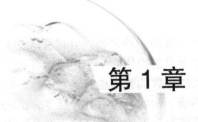

第1章

概　论

第1节　疼痛的基本概念

疼痛的新定义：疼痛是一种与组织损伤或潜在组织损伤相关的感觉、情感、认知和社会维度的痛苦体验。痛觉包括两个方面：一方面是伤害性刺激作用于机体所引起的感觉；另一方面是个体对伤害性刺激所产生的反应，并伴有较强烈的情绪色彩，表现为一系列的躯体运动性反应和自主内脏性反应。

国际疼痛学会（IASP）将疼痛分为急性疼痛和慢性疼痛，尤为重要的是在1999年国际疼痛学会第九届学术会议上，各国专家一致认为慢性疼痛是一类疾病，疼痛科主要治疗慢性疼痛。

一、急性疼痛

国际疼痛学会（IASP）对急性疼痛的定义：新近产生并持续时间较短的疼痛（1个月内）。急性疼痛包括手术后疼痛，创伤、烧伤后疼痛，骨折痛，牙痛以及心绞痛，胆绞痛，肾绞痛等内脏痛。

二、慢性疼痛

慢性疼痛为持续或者反复发作的，病程超过1个月的疼痛。最新版的疼痛疾病的ICD-11分类遵循病因—病理生理—部位的排序原则，将各类慢性疼痛归纳为七大类。

1. 慢性原发性疼痛　在一个或多个解剖区域持续的或者反复发作的病程超过1个月的疼痛，伴随显著的情感障碍和功能障碍（日常功能受到明显干扰和社会角色缺失），且此疼痛不能被其他慢性疼痛所解释。

2. 慢性癌症疼痛　慢性癌症疼痛作为一个经常出现的癌症伴随状态，之前未被ICD所收录。鉴于其独特的治疗指南，此次单独作为一个分类进行收录。肿瘤本身及治疗等所致的所有与肿瘤相关的疼痛均纳入此条目。

3. 术后或者创伤后慢性疼痛　此类疼痛被限定于在手术后及组织损伤后出现的疼痛，并且至少持续1个月以上。此类疼痛除外感染、肿瘤复发等其他原因所致的疼痛。

4. 慢性神经病理性疼痛　由创伤、感染或代谢病引起的外周神经、脊髓和脑损伤所导致的疼痛，常表现为痛觉过敏、触诱发痛和自发痛等。

5. 慢性头痛及颜面痛　国际头痛协会（IHS）将头痛分为三部分：原发性头痛，继发性头痛，颅神经痛、原发性面痛以及其他头痛。所谓慢性头痛或者慢性颜面痛是在过去1个月内发作天数在50%以上者。

6. 慢性内脏痛　慢性内脏痛是由于内脏组织受到各种伤害性刺激后所产生的反应，可以源自头、颈、胸、腹、盆腔内的内脏器官，疼痛强度往往与内脏的损伤及不良刺激的程度无明显关系。可根据引起内脏疼痛的原因（如炎症、缺血、扩张、牵拉或者联合原因等）进一步细分。

7. 慢性肌肉及骨骼疼痛　骨、关节、肌肉及其他相关软组织的疾病直接作用产生的持续性或者反复发作性疼痛，此类疼痛主要是伤害感受性疼痛。

疼痛具有保护机体避免伤害的作用，即痛觉可作为对机体伤害的一种警报，引起机体发生一系列防御性的保护反应。先天性痛觉缺失的患者，往往发生严重的损伤而不觉疼痛，可对机体造成严重的伤害，甚至导致死亡。但另一方面，疼痛作为机体伤害的警报也有其局限性。疼痛通常伴有组织细胞的损伤，某些长期的剧烈疼痛，如癌症疼痛、带状疱疹后神经痛等，已成为难以忍受的折磨。因此，如何有效地同疼痛做斗争，消除疼痛对患者的折磨已成为医务工作者义不容辞的责任和义务。

第2节　疼痛医学发展史

一、国际疼痛医学的发展大事记

1. 1930年法国外科医师Leriche首次提出慢性疼痛是一种疾病。

2. 1961年美国疼痛治疗的先驱者、著名麻醉学教授Bonica于华盛顿大学创办了世界上第一个"临床疼痛中心"。

3. 1962年日本东京大学麻醉科山村秀夫教授，在东京大学创办了日本的一个"疼痛门诊"。

4. 1973年5月华盛顿大学麻醉科教授Bonica召开了一个多学科人员（包括疼痛基础研究和临床医师）参加的会议，讨论成立一个致力于疼痛研究和管理的专业组织。Bonica的愿望是提供一个平等的、跨学科的国际论坛，普及疼痛知识，提高医护人员的专科教育，提升护理水平。

5. 1974年5月9日成立了国际疼痛学会（International Association for the Study of Pain, IASP）。

6. 1975年在意大利佛罗伦萨召开了第一届国际疼痛大会，该会议每3年举办一次。

7. 1975年PAIN杂志问世，1984年在荷兰鹿特丹召开了第一届国际疼痛治疗会议。

8. 1995年世界卫生组织（WHO）将疼痛确定为继血压、呼吸、脉搏、体温之后的"第五大生命指征"。

9. 2000年美国第106次国会把2000—2010年定为"疼痛控制与研究的十年"。

10. 2002年第10届国际疼痛大会上提出"消除疼痛是患者的基本权利"。

11. 2002年8月IASP于美国加州圣迭戈召开了第十届世界疼痛大会，与会专家达成了基本共识：慢性疼痛是一种疾病。在美国和欧洲的一些国家以及日本，疼痛诊疗被规定为医院的一项基本医疗服务。疼痛诊疗中心和疼痛科普及各级医院，形成网络，有疼痛诊疗医师考试和管理制度，负责疼痛医师的注册、年检、考试和监督。IASP出版《疼痛诊疗中的必备条件》。

12. 2004年IASP确定每年十月份的第三周的星期一为"世界镇痛日（Global Day Against Pain）"，并冠以一个主题，成为该年度即"世界镇痛年（Global Year Against Pain）"关注的焦点。

二、国内疼痛科的建立与发展

1. 20世纪80年代，在我国疼痛医学奠基人、中国科学院韩济生院士倡导下，中华疼痛研究会成立。

2. 20世纪80年代后期，一批麻醉科医师专门投身于临床疼痛诊疗工作，成为开创我国临床疼痛医学事业的先锋，我国开始较为普遍地开展临床疼痛诊疗工作。

3. 1990年成立了IASP中国分会（CASP）及中华医学会疼痛学分会，韩济生院士担任CASP主席和中华医学会疼痛学分会主任委员，由此开创了国内疼痛医学发展的新纪元。

4. 20 世纪 90 年代，国内外疼痛学术会议的召开以及疼痛学相关专著、专业学术期刊《中国疼痛医学杂志》的出版，标志着我国的疼痛医学取得了较快发展。

5. 21 世纪以来，临床大量引入和创新开展各类先进疼痛微创介入技术，我国的疼痛学科建设得到了空前的提升。韩济生院士长期从事针刺镇痛原理研究，所取得的举世瞩目的成就，以及长期为中国疼痛学科的发展摇旗呐喊，使我国在世界疼痛医学领域赢得了非常重要的地位。

6. 2007 年 7 月 16 日卫生部签发了关于在《医疗机构诊疗科目名录》中增加 "疼痛科" 诊疗项目的 227 号文件，确定在《医疗机构诊疗科目名录》中增加一级诊疗科目 "疼痛科"，代码 "27"。主要业务范围：慢性疼痛的诊断治疗。文件的颁布，有力地促进了我国二级以上医院开展 "疼痛科" 诊疗业务的进度。这不仅是我国广大慢性疼痛患者的福音，也对世界疼痛医学的发展起到了良好的促进作用，同时标志着中国的疼痛诊疗体系已经走在世界的前列。

当前，我国疼痛学科建设尚有诸多不足之处，主要包括：①疼痛学科的社会认知度不够。不光患者群体，而且很多医务工作者对疼痛科缺乏正确或充分的认识。②疼痛学科从业人员水平参差不齐。部分从业者缺少基本临床诊疗思维和技能，有的将慢性疼痛诊疗理解为单纯镇痛，有的将疼痛诊疗当成副业。须知，疼痛科发展了数十年，其专科性非常强，不投入全部的热情和精力难以胜任。③部分疼痛诊疗技术缺乏多中心大样本临床随机对照研究，经不起循证医学的检验。因此，加强疼痛医学和疼痛学科的宣教，开展规范的疼痛医学研究，制定相关行业标准和指南，增进疼痛专科人才的培养，做好疼痛专业质量控制和管理均是今后疼痛科发展必须完善的工作。

第 3 节　疼痛护理发展现状

一、国际疼痛护理学科的发展大事记

1. 1990 年专家型学术组织美国疼痛治疗护理学会（American Society for Pain Management Nurses，ASPMN）成立。

2. 1995 年美国的 Howard L.Fields 编辑出版了《疼痛专业教育的核心课程》。

3. 2001 年 1 月 1 日起美国的医疗机构开始执行全美保健机构评审联合委员会（JCAHO）制定的疼痛护理新标准。

（1）标准的项目

1）承认患者对疼痛有适当评估和接受处理的权利。

2）对所有患者确认有无疼痛，如有疼痛应评估疼痛的性质和程度。

3）用简单方法定期再评估和追踪疼痛，并记录评估结果。

4）判定医护人员评估、控制疼痛的能力，保持熟练程度，对新参加工作人员应定向培训，传授评估、控制疼痛方面的知识。

5）为便于开出有效镇痛药处方或医嘱，医院内必须建立相应措施。

6）向患者及家属介绍有效管理疼痛的知识。

7）对计划出院的患者，探讨控制患者症状的必要性。

（2）新标准还同时明确了疼痛患者的权利和义务

1）患者的权利：① 获得有关疼痛和镇痛手段的信息。② 由熟悉医护人员预防和控制疼痛。③ 对疼痛主诉，医护人员迅速采取措施。④ 相信患者的疼痛主诉。⑤ 接受疼痛管理专家的治疗。

2）患者的责任：① 向经治医师或护士说明希望了解疼痛和疼痛管理知识。② 同经治医师或护士详细交谈止痛方法。③ 配合经治医师和护士确定疼痛管理计划。④ 出现疼痛及时报告。⑤ 协助经治医师和护士评估疼痛情况。⑥ 疼痛不缓解时向经治医师和护士报告。同经治医师或护士交谈对止痛药的焦虑。

4. 2002 年 ASPMN 出版了《疼痛护理核心课程》。

5. 2002 年加拿大多伦多中心大学根据 IASP 的课程，发展、实施并评价了一套比较完整的院系间课程。

6. 2005 年 ASPMN 及美国护士学会（American Nurses Association, ANA）一起出版了《疼痛护理：实践范围和标准》（*Pain Management Nursing: Scope and Standards of Practice*），以指导临床护士的疼痛护理实践。

二、国内疼痛护理学科的发展

1. 2002 年春季第二军医大学首次开设疼痛护理选修课。

2. 2003 年福建医科大学开设了 18 学时的《疼痛学》选修课。

3. 2011 年卫生部出台《三级综合医院评审标准实施细则》将"疼痛治疗管理与持续改进"列入评审标准；同年，卫生部在全国开展"癌症疼痛规范化治疗示范病房"创建活动，初步构建出癌症疼痛管理的评审标准。

4. 2017 年中国中西医结合学会疼痛学专业委员会疼痛护理专业委员会在深圳成立。

我国疼痛护理学科的建设起步较晚，但近几年专科发展迅速。尤其是卫生部 227 号文件下发后，在推动国内疼痛诊疗专科发展的同时，相应的疼痛护理和疼痛管理的进展也得到了更多的关注和重视。疼痛护理模式的转变，疼痛护理队伍的专业化，临床护理和质控水平的提升，护理科研和教学的改进等，标志着我国疼痛护理学科的发展迈入了新阶段。

第4节　护士在疼痛管理中的作用与地位

疼痛诊疗是一个疼痛管理的过程，护士作为该过程中的重要成员，负责全面照顾患者，配合医师工作，协调各方面的关系。良好的疼痛护理管理是保证有效镇痛的重要环节。

一、护士是患者疼痛状态的主要评估者

疼痛评估是有效控制疼痛的第一步和关键环节。护士通常在疼痛患者诊疗过程中接触患者次数最多，因而护士是最先、最经常了解到患者各种不适。现有的疼痛评估方法和工具能够让专科护士对患者进行较全面的疼痛评估，并使得包括在重症监护室、复醒室、儿科以及其他各临床科室的特殊患者进行疼痛评估成为现实，直接为临床疼痛诊断及治疗提供依据。专科护士在与患者的交流过程中，可通过语言沟通、面色观察、体态观察以及生命体征测量等客观表现，判断疼痛是否存在以及疼痛的部位、性质、程度等并制定相应的护理措施。对正在接受疼痛治疗的患者，护士通过密切观察患者镇痛效果及不良反应，加强对患者的健康宣教和指导，有助于提高镇痛效果、预防及减少镇痛治疗过程中不良反应的发生。

二、护士是镇痛措施的具体落实者

在临床工作中，相当部分镇痛措施都是由护士完成，包括执行有关医嘱，按时给予镇痛药物，根据具体情况决定是否给予镇痛剂或何时给予镇痛剂，在自己的职权范围内运用一些非药物

的方法如冷敷、热敷、按摩、改变体位、活动肢体、呼吸调整和分散注意力等为患者减轻痛苦。

三、护士是其他专业人员的协作者

护士是患者整体身心健康的看护者，护理人员必须与其他医务人员密切协作，全面了解患者的情况，认真分析各方面的状况，参与疼痛治疗方案的制定，提出建议以实施优化的、个体化治疗措施，制订出最合适的护理计划，为患者提供优质的服务。疼痛科护士除了协助医师完成各项常规治疗外，还要配合医师完成一些特殊镇痛操作，如神经阻滞、物理疗法和微创手术等。

四、护士是疼痛患者及家属的健康教育者和指导者

护士是疼痛患者及其家属健康宣教的主要实施者。美国《癌症疼痛治疗临床实践指南》中指出："在医务人员的治疗计划中，应包括对患者和家属进行疼痛及其治疗方面的教育"。护士常规负责患者及其家属疼痛相关知识的宣教，指导他们如何应用疼痛评估工具、如何表达疼痛，让那些不愿意报告疼痛、害怕成瘾、担心出现难以治疗的副作用的患者解除疑虑和担忧，保证疼痛治疗的有效性，同时指导患者进行疼痛的自我管理，使患者及家属主动参与疼痛管理中，从而有效促进疼痛管理的开展。对自控疼痛（Patient-Controlled Analgesia，PCA）的患者，护士必须向患者及家属讲授有关疼痛评估、给药时机、仪器操作方法、药物止痛作用的特点、副作用评价等方面的内容。对慢性疼痛性疾病患者，疼痛专科护士需要和患者建立良好的护患关系，在诊疗过程中，及时为患者提供相关教育和指导，必要时做好患者出院后延续性护理工作。

五、护士是疼痛患者权益的维护者

"免除疼痛是患者的基本权利"，护士作为疼痛患者权益的维护者，需鼓励患者主动报告疼痛，要向患者和家属介绍临床常用的镇痛方法，根据患者的病情、年龄、经济状况、环境等个体化因素，选择合适的镇痛措施，及时动态地评估患者镇痛效果，使患者的疼痛管理达到满意的状态。

基于护士在上述疼痛管理几方面的作用，决定了护士在这一领域不可替代的重要地位，同时也要求疼痛科护士必须具备比较扎实的疼痛医学理论基础和临床实践技能，即使是非疼痛专科的护士，也应具备与本专科有关的疼痛基础知识，才能更好地履行职责，在临床实践中更好地贯彻整体护理思想，提高护理质量。

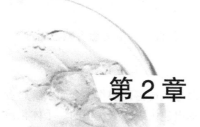

第2章
疼痛评估与护理管理

第1节　疼痛评估概述

一、疼痛评估的意义

1995年全美保健机构评审联合委员会（JCAHO）正式将疼痛列为体温、脉搏、呼吸、血压之后的第五大生命体征来进行临床量化观察，要求对所有患者进行疼痛评估。疼痛评估是疼痛管理和治疗的基础，准确、及时的评估，为医疗服务提供第一手临床资料，便于在疼痛诊疗过程中，随时根据患者的疼痛状态调整治疗和护理方案，有助于提高镇痛效果。

二、疼痛评估的原则

疼痛评估包括收集患者疼痛资料，并在患者主观的疼痛叙述中加以疼痛筛选。

1. 疼痛是患者的主观感受，应充分相信患者的主诉。

2. 根据患者的年龄和认知水平选择简单易行的疼痛评估量表，进行常规、全面、量化和动态的评估。

3. 收集详细的疼痛病史：评估患者的疼痛部位、疼痛强度、疼痛性质、发生与持续时间、有无伴随症状、诱发因素和缓解因素等。

4. 注意患者的精神状态及心理反应，有助于发现需要特殊精神、心理支持的患者，以便做出相应的支持处理，这是全面评估患者疼痛的一个重要组成部分。

三、PAIN 疼痛评估的内容

1. P（Place）——疼痛的部位　让患者在躯体上指出疼痛的确切部位，包括牵涉痛、放射痛部位，但深部组织疾病其疼痛部位往往不易确定。

2. A（Aggravating）——诱发因素　询问患者的疼痛是否由于身体活动而诱发，询问患者是否因为疼痛而影响日常生活，如睡眠、活动、饮食、心情等。

3. I（Intensity）——疼痛强度、性质、发生与持续时间

（1）疼痛的强度　世界卫生组织（WHO）将疼痛强度分为：

0级：无痛。

1级（1～3分，轻度疼痛）：有疼痛，可忍受，生活正常，睡眠不受影响。

2级（4～6分，中度疼痛）：疼痛明显，影响睡眠，难以入睡，半夜会痛醒。

3级（7～10分，重度疼痛）：疼痛剧烈，不能忍受，严重影响睡眠，完全无法入睡。

（2）疼痛的性质　疼痛性质是疼痛病因的重要参考，临床上常见钝痛、隐痛、胀痛、抽搐痛、麻痛、电击样痛、痉挛性痛、绞痛、刀割样痛、针刺痛、烧灼痛等。要求患者用自己的语言详细描述疼痛性质，只有当患者难以描述时才给予举例，以进行疼痛性质的确认。

（3）疼痛的发生与持续时间　询问患者疼痛是间歇性还是持续性疼痛？每次疼痛间歇、持

续多久，有无周期性或规律性，以前有无相似的疼痛经历。

4. N（Neutralizing）——疼痛的缓解因素 如果患者以前有过相似的疼痛经历，就要了解患者的疼痛在既往的病程中有无明显的缓解因素，比如：药物治疗过程，了解服用药物后多长时间开始缓解，可以维持多长时间。如果非药物治疗，如物理治疗、心理咨询的诊疗情况，了解患者对治疗方案的依从性。

四、疼痛评估的常用量表

根据患者的年龄和认知水平选择合适的简单易行的一种疼痛评估量表，在评估之前首先向患者介绍其最能理解接受的一种评估量表，评估量表应保持前后一致。

1. 视觉模拟评分量表（VAS） 国际通用，这种测量方法简便易行，患者有很大的选择自由，不需要选择特定的数字或文字，但精确度稍差，需要患者具有一定的抽象思维能力。用一条长 10 cm 的直线不作任何划分，仅在直线的两端分别注明无痛和剧痛直线，背面有 0~10 的数字，患者根据自己对疼痛的实际感觉在直线上用竖红线标记疼痛的强度，检查者在直线背面能看到 VAS 的具体数字，见图 2-1-1。

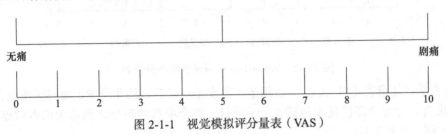

图 2-1-1 视觉模拟评分量表（VAS）

2. 数字评分量表（NRS） 准确、简明、容易被患者接受、信效度高，但不能用于没有数字概念的患者。将一条直线分 10 等份，一端"0"代表无痛，另一端"10"代表剧痛，患者可选择其中一个能代表自己疼痛感受的数字表示疼痛强度，见图 2-1-2。

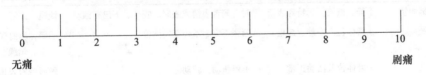

图 2-1-2 数字评分量表（NRS）

3. 文字描述评分量表（VDS） 醒目、便于理解，对文化程度低或不识字的患者难以应用。患者按照自身的疼痛强度选择合适的描述，见图 2-1-3。

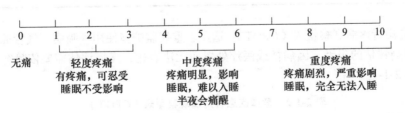

图 2-1-3 文字描述评分量表（VDS）

4. 语言评分量表（VRS） 是患者用口头语言文字描绘对疼痛程度进行评分。VRS 将疼痛用"无痛""轻度疼痛""中度疼痛""重度疼痛""剧痛"等词汇来表达。该评分法有 4 级评分、5 级评分、6 级评分、12 级评分、15 级评分等，其中以 4 级评分、5 级评分较简便实用，见图 2-1-4。

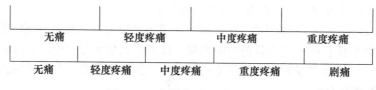

图 2-1-4　语言评分量表（VRS）

5. Wong-Baker 面部表情评分量表（Faces rating Scale）　直观真实，没有文化背景的要求，常用于 4 岁以上小儿、有先天认识缺陷及语言表达困难患者，但需要观察者仔细辨识。六个代表不同疼痛强度的表情，见图 2-1-5。

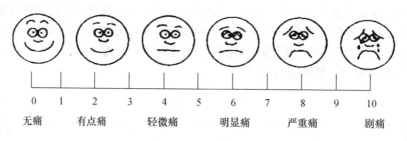

图 2-1-5　Wong-Baker 面部表情评分量表

6. 行为学评估量表（FLACC）　适用于 4 岁或 4 岁以下婴幼儿及意识障碍无法配合完成疼痛评估的患者。行为学评估量表包括 5 个子项目，每个项目的得分之和即为患者的疼痛强度，在 0～10 之间，见表 2-1-1。

表 2-1-1　行为学评估量表（FLACC）

评分法	类别	行为评分		
		0	1	2
F	脸部表情	平静、微笑，无特殊表情	时有痛苦表情或皱眉、咬牙、下巴有颤动	淡漠、孤僻、不愿交流
L	下肢	正常体位，安静、放松	紧张不安，不停变换体位	踢腿，屈曲双腿，不愿移动，烦躁
A	活动	平卧体位及活动正常	不停扭动，转动	触碰或移动时高声尖叫，睡眠差或不能入睡
C	哭泣	无哭泣	呻吟，偶尔哭泣	持续哭泣，叫喊
C	可安慰性	放松，满足	偶尔抚摸、触碰、拥抱、谈话可使其安静，容易转移注意力	安慰不起作用

7. 危重症患者疼痛观察量表（CPOT）　适用于重症监护室使用呼吸病、气管插管、气管切开无法配合疼痛评估的患者。因病情或医疗处置而无法表达，疼痛评估需要依赖客观的行为观察模式，见表 2-1-2。

表 2-1-2　危重症患者疼痛观察量表（CPOT）

项目	描述		评分
面部表情	未观察到肌肉紧张	自然放松	0
	表现出皱眉、眉毛放低、眼眶紧皱和提肌收缩	紧张	1
	以上所用的面部变化加上眼睑轻度闭合	扮怪相	2

续表

项目	描述	评分	
肢体运动	不动（并不表示不存在疼痛）	无体动	0
	缓慢、谨慎地运动，触碰或抚摸疼痛部位，通过运动寻求关注	保护性体动	1
	拉拽管道、试图坐起、运动肢体/猛烈摇动，不遵从指令攻击工作人员，试图从床上爬起来	烦躁不安	2
肌肉紧张度	对被动的运动不做抵抗	放松	0
	对被动的运动做抵抗	紧张和肌肉僵硬	1
	对被动的运动做剧烈抵抗，无法将其完成	非常紧张或僵硬	2
机械通气耐受/拔管后患者的语言发声情况	无报警发生，舒适地接受机械通气	耐受呼吸机或机械通气	0
	报警自动停止	咳嗽但是耐受	1
	不同步：机械通气阻断，频繁报警	对抗呼吸机	2
	用正常腔调讲话或不发声	用正常腔调讲话或不发声	0
	叹息、呻吟	叹息、呻吟	1
	喊叫、啜泣	喊叫、啜泣	2

第 2 节　疼痛评估的护理管理

一、疼痛评估的护理操作方法

1. 护士对每个新入院患者进行疼痛筛查，询问有无疼痛，建立"疼痛评估登记表"。

2. 无痛患者在"入院护理评估单"中疼痛评估选择无痛，"生命体征观测单"及"疼痛评估登记表"中疼痛强度记录为 0。

3. 有痛患者，护士给患者下发"疼痛评分尺"。

4. 护士根据患者的年龄和认知水平选择一种合适的疼痛评估量表，教会患者及家属正确使用疼痛评估量表及正确的疼痛评估方法，直到患者及家属完全掌握。

5. 护士选择合适的疼痛评估量表，评估患者疼痛的部位、强度、性质、发生与持续时间、有无伴随症状、诱发因素、缓解因素及心理因素等。

6. 护士将患者的疼痛评估内容逐一记录在"疼痛评估登记表"中。

7. 再将"疼痛评估登记表"记录的疼痛评估内容录入到"入院护理评估单"和"生命体征观测单"中。

8. 护士按疼痛评估的频率进行常规、量化、全面和动态地评估。

二、疼痛评估的频率及记录方法

1. 疼痛评估及记录的频率

（1）无痛患者，每日评估记录 1 次，时间为下午 2 点（2PM），评估患者前日 2PM 至当日 2PM 期间的疼痛情况。

（2）疼痛强度 1~3 分患者，每日评估记录 1 次，时间为 2PM，评估患者前日 2PM 至当日 2PM 期间的疼痛情况。

（3）疼痛强度 4~6 分患者，每日评估记录 3 次，时间为上午 6 点（6AM）、2PM、下午 10 点（10PM），分别评估患者前日 10PM 至当日 6AM，当日 6AM 至当日 2PM、当日 2PM 至当日 10PM 期间的疼痛情况。

（4）疼痛强度 7～10 分患者，每日评估记录 4 次，时间为 6AM、10AM、2PM、10PM，分别评估患者前日 10PM 至当日 6AM、当日 6AM 至当日 10AM、当日 10AM 至当日 2PM、当日 2PM 至当日 10PM 期间的疼痛情况。

（5）疼痛强度≥4 分、疼痛性质、疼痛部位有变化或有新伴随症状者通知医师处理。

（6）爆发痛、疼痛强度≥7 分或遵医嘱给予干预措施的患者，遵医嘱静脉或鞘内给药后 15 分钟、肌内注射后 30 分钟、口服给药后 60 分钟、非药物干预后 60 分钟再次疼痛评估并记录在生命体征观测单中用药后疼痛评分栏，同时做好处理前后的护理记录。生命体征观测单电脑打印出来的效果是用药后疼痛则用红色的空心圈表示，用药前及用药后疼痛评分之间用红虚线连接；处理后疼痛减轻在同一时间往下挂灯笼（如同高热患者降温挂灯笼一样）；经处理后疼痛加重，则在同一时间往上挂灯笼；经处理后疼痛未缓解，则在原符号上画一红色圆圈。

（7）手术患者术后（排斥医嘱术后）：术后麻醉清醒返回病房时与 BP、P、R 同时评估一次，记录在生命体征观测单的相应时间栏内；手术当日 6AM、2PM、10PM 评估，连续评估 3 天；术后第 3 天后按术前疼痛评估原则动态评估。

（8）产妇疼痛评估管理：分为产前、产时、产后三阶段的疼痛评估。产前评估：产妇入院后至进产房前由病房护士按外科围术期术前疼痛评估规范评估记录，如建立了分娩进行记录单则与专科评估项目同步疼痛评估记录。产时评估：产妇进入产房后与分娩进行记录单中专科评估项目同步疼痛评估记录，生命体征观测单中疼痛评估的记录则根据疼痛评估管理规范中的频率记录即可；无痛分娩时，由麻醉师在麻醉前、麻醉 5～10 分钟时进行疼痛评估，之后每半小时评估一次，疼痛评估的情况记录在麻醉观察记录单上。产后评估：产后助产士即时与分娩进行记录单中专科评估项目同步疼痛评估记录一次；返回病房由病房护士按外科手术后疼痛评估规范评估记录。对危重症产妇须同时在护理记录中记录疼痛评估情况。

（9）麻醉苏醒室疼痛评估管理：术后患者在苏醒室清醒时、出苏醒室前与其他生命体征同步进行疼痛评估，并记在麻醉复苏单上；疼痛强度≥4 分患者，通知麻醉师遵医嘱药物干预，30 分钟后再次评估记录。

2．疼痛评估在生命体征观测单中的记录

（1）护士疼痛评估后，点击电子病历系统软件 V3.0 生命体征观测单的相应日期时间点录入疼痛评估内容，包括疼痛部位、疼痛性质、疼痛强度、用药后疼痛评分及疼痛评估量表。

（2）生命体征观测单也设置了每个时间段疼痛评估内容的整体录入，并自动交班。

（3）无痛患者疼痛强度记录为 0，无疼痛部位、疼痛性质和疼痛评估量表的记录。

（4）有痛患者应有疼痛强度、疼痛部位、疼痛性质和疼痛评估量表的记录。

1）疼痛强度：记录规定时间段患者认为最痛的分值。

2）疼痛部位：入院时、住院期间根据患者主诉评估疼痛部位，让患者尽量描述准确。住院期间疼痛部位如有变化应在相应的日期栏内及时记录。

3）疼痛性质：直接选择疼痛性质，自动生成标记符号，不同性质的疼痛用不同的符号表示［如钝痛（隐痛）○，胀痛◎，抽搐痛⊙，麻痛※，绞痛 X，刀割样（刺痛）△，烧灼痛▼等］。

4）疼痛评估量表（疼痛评估方法）：患者使用的疼痛评估量表一般前后一致，如病情未发生变化则在相应的疼痛评估量表□每次打"√"，生成后显示每周一个□"√"，若患者病情发生变化疼痛评估量表改变，如神志清醒转昏迷或昏迷转清醒则在相应时间栏的疼痛评估量表□打"√"。

（5）疼痛评估医护病历记录的原则：医护记录的疼痛部位、疼痛性质和疼痛评估量表保持一致，护理记录的疼痛强度在医疗记录范围内（如护士记录疼痛强度为 5 分，则医疗的记录应是中度疼痛或疼痛强度为 4～6 分）。

三、疼痛评估管理工具

（一）疼痛评估登记表

1. 疼痛评估登记表是用于护士在执行疼痛评估时临时记录患者疼痛评估内容的登记表，其记录内容与生命体征观测单中疼痛评估内容记录相吻合。

2. 疼痛评估登记表的应用使使者主动参与疼痛评估，提高患者疼痛评估的依从性，节省护士评估时间，体现了疼痛评估的真实性、可靠性和动态性。

3. 疼痛评估登记表的设计：记录患者 6：00—10：00（上午）、10：00—14：00（中午）、14：00—22：00（下午）、22：00—6：00（晚上）24 小时内 4 个时间段的疼痛评估内容。包括疼痛强度、疼痛发生时间（持续痛或间歇痛）、疼痛性质、疼痛部位与疼痛评估量表，见表 2-2-1、表 2-2-2。

表 2-2-1　南昌大学第一附属医院疼痛评估登记表

科室　　　　　床号　　　　　姓名　　　　　性别　　　　　年龄　　　　　住院号　　　　　诊断

日期	住院	疼痛强度		持续痛	间歇痛	疼痛部位	疼痛性质	疼痛评估量表	备注
第 01 天	入院前	0 1 2 3 4 5 6 7 8 9 10							
	06:00-10:00	0 1 2 3 4 5 6 7 8 9 10							
	10:00-14:00	0 1 2 3 4 5 6 7 8 9 10							
	14:00-22:00	0 1 2 3 4 5 6 7 8 9 10							
	22:00-06:00	0 1 2 3 4 5 6 7 8 9 10							
第 02 天	06:00-10:00	0 1 2 3 4 5 6 7 8 9 10							
	10:00-14:00	0 1 2 3 4 5 6 7 8 9 10							
	14:00-22:00	0 1 2 3 4 5 6 7 8 9 10							
	22:00-06:00	0 1 2 3 4 5 6 7 8 9 10							
第 03 天	06:00-10:00	0 1 2 3 4 5 6 7 8 9 10							
	10:00-14:00	0 1 2 3 4 5 6 7 8 9 10							
	14:00-22:00	0 1 2 3 4 5 6 7 8 9 10							
	22:00-06:00	0 1 2 3 4 5 6 7 8 9 10							
第 04 天	06:00-10:00	0 1 2 3 4 5 6 7 8 9 10							
	10:00-14:00	0 1 2 3 4 5 6 7 8 9 10							
	14:00-22:00	0 1 2 3 4 5 6 7 8 9 10							
	22:00-06:00	0 1 2 3 4 5 6 7 8 9 10							
第 05 天	06:00-10:00	0 1 2 3 4 5 6 7 8 9 10							
	10:00-14:00	0 1 2 3 4 5 6 7 8 9 10							
	14:00-22:00	0 1 2 3 4 5 6 7 8 9 10							
	22:00-06:00	0 1 2 3 4 5 6 7 8 9 10							
第 06 天	06:00-10:00	0 1 2 3 4 5 6 7 8 9 10							
	10:00-14:00	0 1 2 3 4 5 6 7 8 9 10							
	14:00-22:00	0 1 2 3 4 5 6 7 8 9 10							
	22:00-06:00	0 1 2 3 4 5 6 7 8 9 10							
第 07 天	06:00-10:00	0 1 2 3 4 5 6 7 8 9 10							
	10:00-14:00	0 1 2 3 4 5 6 7 8 9 10							
	14:00-22:00	0 1 2 3 4 5 6 7 8 9 10							
	22:00-06:00	0 1 2 3 4 5 6 7 8 9 10							

说明：

1. 疼痛部位：请指出您疼痛的确切部位，如疼痛部位有变化请及时告知医护人员。

2. 疼痛性质：A 胀痛；B 钝痛（隐痛）；C 刀割痛（刺痛）；D 绞痛；E 抽搐痛；F 烧灼痛；G 麻痛。

3. 疼痛评估方法：A. VAS；B. NRS；C. VRS；D. VDS；E. FLACC；F. CPOT；G. 面部表情评分法。

4. 疼痛强度：记录规定时间段患者认为最痛的分值。0 分为无痛，10 分为最痛（详见疼痛评分尺）。

5. 备注栏：请填写爆发用药、手术天数、收费等情况。

6. 疼痛已作为体温、脉搏、呼吸、血压后的第五生命体征来观察、测量。然而疼痛是自我感觉症状，只有您自己才能感觉、体会出来，专家提醒您："正确进行疼痛评估为临床治疗提供依据，疼痛能够得到有效控制"，请把您每天疼痛的情况告诉医护人员记录在上述表格内。

祝您早日康复！

表 2-2-2　南昌大学第一附属医院疼痛评估登记表

科室　　　　床号　　　　姓名　　　　　性别　　　年龄　　　　　住院号　　　　　　诊断

日期	住院	疼痛　　　　　　　强　　　　　　　度												持续痛	间歇痛	疼痛部位	疼痛性质	疼痛评估量表	备注
2017 6/7	第01天	入院前09:30	0	1	2	3	4	⑤	6	7√	8	9	10	√		左下肢	A	A	遵医嘱
		06:00-10:00	0	1	2	3	4	5	6	7	8	9	10						
		10:00-14:00	0	1	2	3	4	5	6√	7	8	9	10	√		左下肢	A	A	
		14:00-22:00	0	1	2	3	4	5	6√	7	8	9	10	√		左下肢	A	A	
		22:00-06:00	0	1	2	3	4	5	6√	7	8	9	10	√		左下肢	A	A	
7/7	第02天	06:00-10:00	0	1	2	3	4	5	6	7	8	9	10						
		10:00-14:00	0	1	2	3	4	5√	6	7	8	9	10	√		左下肢	A	A	
		14:00-22:00	0	1	2	3	4	5√	6	7	8	9	10	√		左下肢	A	A	
		22:00-06:00	0	1	2	3	4	5√	6	7	8	9	10	√		左下肢	A	A	
8/7	第03天	06:00-10:00	0	1	2	3	4	5	6	7	8	9	10						
		10:00-14:00	0	1	2	3	4√	5	6	7	8	9	10	√		左下肢	A	A	
		14:00-22:00	0	1	2	3	4√	5	6	7	8	9	10	√		左下肢	A	A	
		22:00-06:00	0	1	2	3	4√	5	6	7	8	9	10	√		左下肢	A	A	
9/7	第04天	06:00-10:00	0	1	2	3	4	5	6	7	8	9	10						
		10:00-14:00	0	1	2	3√	4	5	6	7	8	9	10	√		左下肢	A	A	
		14:00-22:00	0	1	2	3	4	5	6	7	8	9	10						
		22:00-06:00	0	1	2	3	4	5	6	7	8	9	10						
10/7	第05天	06:00-10:00	0	1	2	3	4	5	6	7	8	9	10						
		10:00-14:00	0	1	2√	3	4	5	6	7	8	9	10	√		左下肢	A	A	
		14:00-22:00	0	1	2	3	4	5	6	7	8	9	10						
		22:00-06:00	0	1	2	3	4	5	6	7	8	9	10						
11/7	第06天	06:00-10:00	0	1	2	3	4	5	6	7	8	9	10						
		10:00-14:00	0√	1	2	3	4	5	6	7	8	9	10						
		14:00-22:00	0	1	2	3	4	5	6	7	8	9	10						
		22:00-06:00	0	1	2	3	4	5	6	7	8	9	10						
12/7	第07天	06:00-10:00	0	1	2	3	4	5	6	7	8	9	10						
		10:00-14:00	0√	1	2	3	4	5	6	7	8	9	10						
		14:00-22:00	0	1	2	3	4	5	6	7	8	9	10						
		22:00-06:00	0	1	2	3	4	5	6	7	8	9	10						

说明：

1.疼痛部位：请指出您疼痛的确切部位，如疼痛部位有变化请及时告知医护人员。

2.疼痛性质：A 胀痛　B 钝痛（隐痛）；C 刀割痛（刺痛）；D 绞痛；E 抽掣痛；F 烧灼痛；G 麻痛。

3.疼痛评估方法：A.VAS；　B.NRS；　C.VRS；　D.VDS；　E.FLACC；　F.CPOT；　G.面部表情评分法。

4.疼痛强度：记录规定时间段病人认为最痛的分值。0分为无痛，10分为最痛（详见疼痛评分尺）。

5.备注栏：请填写爆发痛用药、手术天数、收费等情况。

6.疼痛已作为体温、脉搏、呼吸、血压后的第五生命体征来观察、测量。然而疼痛是自我感觉症状，只有您自己才能感觉、体会出来，专家提醒您："正确进行疼痛评估为临床治疗提供依据，疼痛能够得到有效控制"，请把您每天疼痛的情况告诉医护人员记录在上述表格内。

祝您早日康复！

（二）生命体征观测单

1. 生命体征观测单中疼痛评估记录的设计将疼痛评估内容全面、动态、简明、直观、精确地与体温、脉搏、呼吸、血压一体化记录在"生命体征观测单"中，为临床疼痛管理和治疗更好地提供依据，规范了疼痛护理记录的临床管理，方便医护人员查阅五大生命体征。

2. 生命体征监测单的设计：即①"体温单"改为"生命体征观测单"；②原"体温单"的基础上"呼吸10"的下面增加10小格，即0~10为疼痛强度、用药后疼痛评估和疼痛发生与持续时间的记录范围；③在最下面再增加3个内容，即疼痛部位、疼痛性质和疼痛评估量表，见表2-2-3、表2-2-4。

表 2-2-3　生命指征观测单

姓　名 _____ 入院日期 2017年08月23日 病区 __疼痛科病区__ 床号 _____ 住院号 _____

日　期	2017-08-23				24				25				26				27				28				29			
住院日数	1				2				3				4				5				6				7			
术后日数																												
	2	6	10	2	6	10	2	6	10	2	6	10	2	6	10	2	6	10	2	6	10	2	6	10	2	6	10	2

大便次数	0	1	1	1	1	1	
尿　量ml							
出　量ml							
输液量ml							
入　量ml							
体重kg/身高m	64/						
血压mmHg	173/103						
疼痛部位	左膝						

疼痛评估方法　VDS□　　NRS□　　CPOT□　　VAS☑　　FLACC□　　脸谱法□

疼痛的性质　刀割样(刺痛)△　　绞痛×　　抽搐痛⊙　　烧灼痛▼　　钝痛○　　胀痛◎　　麻痛※

（三）入院护理评估单

入院护理评估单中疼痛评估记录设计：

1. 疼痛筛查，有无疼痛，无痛则从疼痛评估设置程序里选择"无痛"。
2. 有疼痛：手工输入疼痛强度和疼痛部位，疼痛性质和疼痛评估量表从设置程序里选择。
3. 入院护理评估单与生命体征观测单中疼痛评估记录设置互通；见表 2-2-5。

（四）信息系统中疼痛评估整体录入和自动交班设计

疼痛评估内容与体温、脉搏、呼吸同步在每个时间点设置整体录入和自动交班，护士根据时间点将整个病房的疼痛评估内容录入并成为交班的内容，疼痛评估的整体录入和自动交班可减少护士工作量，见图 2-2-1。

（五）PDA 信息化疼痛评估记录（图 2-2-2、图 2-2-3）

（六）疼痛评分尺

疼痛评分尺的设计：

（1）采用亚克力材质制作，不易损坏，可重复使用，节约经济成本。

（2）含视觉模拟评分量表（VAS）、数字评分量表（NRS）、文字描述评分量表（VDS）、语言描述评分量表（VRS）、Wong-Baker 面部表情评分量表、行为学评估量表（FLACC）及危重症患者疼痛观察量表（CPOT）共七种疼痛评估量表，简单易行。适合医院各类患者使用。

（3）疼痛评分尺按 WHO 标准界定疼痛程度分级为轻、中、重度疼痛，见图 2-2-4。

表 2-2-4　生命指征观测单

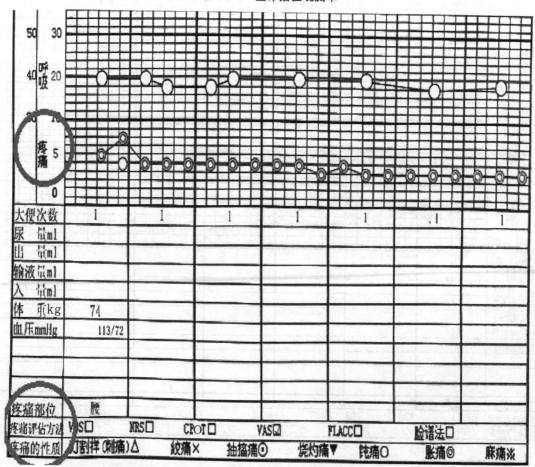

表 2-2-5　南昌大学第一附属医院　入院护理评估单

姓名：███████　性别：男　年龄：58岁　科别：疼痛科病区　床号：████　住院号：████████

基本资料	职业：其他　　　文化程度：初中　　民族：汉族　　　体重：77.5Kg
	入院时间：██████████████　　　入院诊断：腰椎间盘突出
	入院方式：步行
	既往史：有　高血压
	药物过敏史：无
护理体检	T 36.4 ℃ P 99 次/分 R 18 次/分 BP 139 /98 mmHg
	意识：清醒　　　　语言沟通：正常　　　　四肢活动：行动不便
	视力：正常　　　　听力：正常　　　　　　吞咽：正常
	伤口：无　　　皮肤情况：完整
	口唇黏膜：完整
生活状态	饮食：普食　　　睡眠：失眠
	排尿：正常　　　排便：正常
自理能力评估	Barthel指数（BI）评分：80分，轻度依赖
疼痛评估	疼痛 有
	疼痛评分：6　分 疼痛部位：腰及右臀腿 疼痛性质：刀割样（刺痛）△ 疼痛评估方法：VAS
压疮危险因素评估	Braden评分：　20分，零风险
跌倒危险因素评估	Morse评分：　15分，零风险
导管危险因素评估	导管：无
心理评估	心理反应：正常
	患者对疾病理解：完全理解

提供资料者：患者本人

评估时间：2018年02月10日　　　评估人：宁玉梅

四、疼痛评估与护理管理规范

1. 疼痛评估的原则　相信患者的主诉，常规、全面、量化和动态地评估。

2. 疼痛筛查　护士对新入院及住院患者进行疼痛筛查，询问患者有无疼痛，并在生命体征观测单与入院护理评估单中疼痛评估项目栏记录，两单互通。

3．疼痛评估宣教　患者入院时发放疼痛评分尺，建立疼痛评估登记表装册并由护士保管，教会患者及家属使用疼痛评分尺及正确评估疼痛的方法。

4．疼痛评估的内容　护士根据患者的年龄和认知水平选择合适的一种疼痛评估量表（疼痛评估方法），评估患者疼痛的部位、强度、性质、发生与持续时间、有无伴随症状、诱发因素、缓解因素和心理因素。

5．疼痛部位　让患者准确描述疼痛的部位，住院期间疼痛部位每次评估记录，有变化时应在相应的日期栏内及时记录。

6．疼痛性质　让患者描述疼痛性质，生命体征观测单中直接选择疼痛性质，自动生成标记符号。如钝痛（隐痛）○，胀痛◎，抽搐痛⊙，麻痛※，绞痛×，刀割样（刺痛）△，烧灼痛▼。

南昌大学第一附属医院

疼痛评估登记表

科室　　　床号　　　姓名　　　性别　　　年龄　　　住院号　　　诊断

日期	住院	疼痛评分												疼痛评估方法	疼痛部位	疼痛性质	间歇痛	持续痛	焦虑量表评分	抑郁量表评分
		入院时间	0	1	2	3	4	5	6	7	8	9	10							
	第01天	6:00-10:00（上午）	0	1	2	3	4	5	6	7	8	9	10							
		10:00-14:00（中午）	0	1	2	3	4	5	6	7	8	9	10							
		14:00-22:00（下午）	0	1	2	3	4	5	6	7	8	9	10							
		22:00-6:00（晚上）	0	1	2	3	4	5	6	7	8	9	10							
	第02天	6:00-10:00（上午）	0	1	2	3	4	5	6	7	8	9	10							
		10:00-14:00（中午）	0	1	2	3	4	5	6	7	8	9	10							
		14:00-22:00（下午）	0	1	2	3	4	5	6	7	8	9	10							
		22:00-6:00（晚上）	0	1	2	3	4	5	6	7	8	9	10							
	第03天	6:00-10:00（上午）	0	1	2	3	4	5	6	7	8	9	10							
		10:00-14:00（中午）	0	1	2	3	4	5	6	7	8	9	10							
		14:00-22:00（下午）	0	1	2	3	4	5	6	7	8	9	10							
		22:00-6:00（晚上）	0	1	2	3	4	5	6	7	8	9	10							
	第04天	6:00-10:00（上午）	0	1	2	3	4	5	6	7	8	9	10							
		10:00-14:00（中午）	0	1	2	3	4	5	6	7	8	9	10							
		14:00-22:00（下午）	0	1	2	3	4	5	6	7	8	9	10							
		22:00-6:00（晚上）	0	1	2	3	4	5	6	7	8	9	10							
	第05天	6:00-10:00（上午）	0	1	2	3	4	5	6	7	8	9	10							
		10:00-14:00（中午）	0	1	2	3	4	5	6	7	8	9	10							
		14:00-22:00（下午）	0	1	2	3	4	5	6	7	8	9	10							
		22:00-6:00（晚上）	0	1	2	3	4	5	6	7	8	9	10							
	第06天	6:00-10:00（上午）	0	1	2	3	4	5	6	7	8	9	10							
		10:00-14:00（中午）	0	1	2	3	4	5	6	7	8	9	10							
		14:00-22:00（下午）	0	1	2	3	4	5	6	7	8	9	10							
		22:00-6:00（晚上）	0	1	2	3	4	5	6	7	8	9	10							
	第07天	6:00-10:00（上午）	0	1	2	3	4	5	6	7	8	9	10							
		10:00-14:00（中午）	0	1	2	3	4	5	6	7	8	9	10							
		14:00-22:00（下午）	0	1	2	3	4	5	6	7	8	9	10							
		22:00-6:00（晚上）	0	1	2	3	4	5	6	7	8	9	10							

说明：

1、疼痛评估方法：　VAS；NRS；VDS；FLACC；CPOT；面部表情评分法

2、疼痛性质：A胀痛，B钝痛（隐痛），C刀割痛（刺痛），D绞痛，E抽搐痛，F烧灼痛，G麻痛

3、疼痛部位：指出您疼痛的确切部位，如疼痛部位有变化请及时告知医护人员

4、疼痛评分：记录规定时间段病人认为最痛的分值，0分为无痛，10分为最痛（详见疼痛评分尺）。

5、疼痛若为间歇痛则注明最痛时发生时间。

6、疼痛已作为体温、脉搏、呼吸、血压后的第五生命体征来观察、测量。然而疼痛是自我感觉症状，只有您自己才能感觉、体会出来。专家提醒您："正确进行疼痛评估为临床治疗提供依据，疼痛能够得到有效控制"，请把您每天疼痛的情况记录在上述表格内。

祝您早日康复

图 2-2-1　疼痛评估整体录入

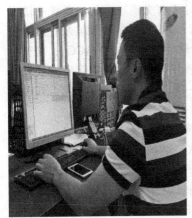
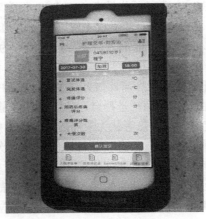
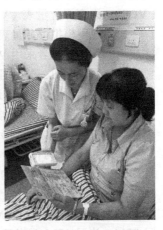

图 2-2-2　信息处工程师将疼痛评估内容导入 PDA 系统

图 2-2-3　护士携 PDA 进行
疼痛评估记录

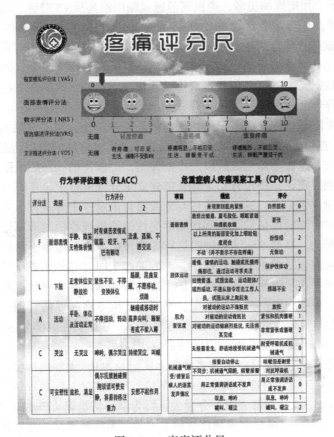

图 2-2-4　疼痛评分尺

7. 疼痛评估量表（疼痛评估方法）　对认知水平、语言交流正常的成年患者，根据患者文化程度、语言交流能力、数字概念等情况选择视觉模拟评分量表（VAS）、文字评分量表（VDS）、语言评分量表（VRS）、数字评分量表（NRS），我院对语言交流正常的患者统一使用国际通用视觉模拟评分量表（VAS）；对 4 岁或 4 岁以下婴幼儿、有先天性认知缺陷及无法配合完成疼痛评估的患者采用 Wong-Baker 面部表情评分量表或行为学评估量表（FLACC）；对重症监护室使用呼吸机、气管插管及气管切开而无法正常表达的患者使用危重症患者疼痛观察量表（CPOT）。患者使用的疼痛评估量表（疼痛评估方法）一般前后一致，若病情发生变化，如神志清醒转昏迷或昏迷转清醒则在相应时间栏选择合适的疼痛评估量表（疼痛评估方法）。

8. 疼痛强度　记录规定时间段内患者认为最痛的分值，无痛患者记录为 0。

9. 疼痛评估与记录频率　①无痛患者，每日评估记录 1 次，时间点为 2PM，评估患者前日 2PM 至当日 2PM 期间的疼痛情况。②疼痛强度 1～3 分患者，每日评估记录 1 次，时间点为 2PM，评估患者前日 2PM 至当日 2PM 期间的疼痛情况。③疼痛强度 4～6 分患者，每日评估记录 3 次，时间为 6AM、2PM、10PM，分别评估患者前日 10PM 至当日 6AM、当日 6AM 至当日 2PM、当日 2PM 至当日 10PM 期间的疼痛情况。④疼痛强度 7～10 分患者，每日评估记录 4 次，时间为 6AM、10AM、2PM、10PM，分别评估患者前日 10PM 至当日 6AM，当日 6AM 至当日 10AM、当日 10AM 至当日 2PM、当日 2PM 至当日 10PM 期间的疼痛情况。⑤疼痛强度≥4 分、疼痛性质、疼痛部位有变化或有新发伴随症状者通知医师处理。⑥爆发痛或疼痛强度≥7 分遵医嘱给予干预措施的患者，遵医嘱静脉或鞘内给药后 15 分钟、肌内注射后 30 分钟、口服给药后 60 分钟、非药物干预后 60 分钟再次疼痛评估并记录在生命体征观测单中用药后疼痛评分栏，同时做好处理前后的护理记录。电脑打印出来的效果是用药后疼痛用红色的空心圈表示；用药前及用药后疼痛评分之间用红虚线连接；处理后疼痛减轻在同一时间往下挂灯笼（如同高热患者降温挂灯笼一样）；经处理后疼痛加重，则在同一时间往上挂灯笼；经处理后疼痛未缓解，则在原符号上画一红色圆圈。⑦手术患者术后（排斥医嘱术后）：术后麻醉清醒返回病房时与 BP、P、R 同时评估一次，记录在生命体征观测单的相应时间栏内；手术当日 6AM、2PM、10PM 评估，连续评估 3 天；术后第 3 天后按术前疼痛评估的原则动态评估。⑧产妇疼痛评估管理：分为产前、产时、产后三阶段的疼痛评估。产前评估：产妇入院后至进产房前由病房护士按外科围术期疼痛评估规范评估记录，如建立了分娩进行记录单则与专科评估项目同步疼痛评估记录。产时评估：产妇进入产房后与分娩进行记录单中专科评估项目同步疼痛评估记录，生命体征观测单中疼痛评估的记录则根据疼痛评估管理规范中的频率记录即可；无痛分娩时，由麻醉师在麻醉前、麻醉 5～10 分钟时进行疼痛评估，之后每半小时评估一次，疼痛评估的情况记录在麻醉观察记录单上。产后评估：产后助产士即时与分娩进行记录单中专科评估项目同步疼痛评估记录一次；返回病房由病房护士按外科手术后疼痛评估规范评估记录。危重症产妇需同时在护理记录中记录疼痛评估情况。⑨麻醉苏醒室疼痛评估管理：术后患者在苏醒室清醒时、出苏醒室前与其他生命体征同步进行疼痛评估，并记录在麻醉复苏单上；疼痛强度≥4 分患者，通知麻醉师遵医嘱药物干预，30 分钟后再次评估记录。

10. 疼痛评估记录的原则　①无痛患者疼痛强度记录为 0，无疼痛部位、疼痛性质、疼痛评估量表的记录；②有痛患者应有疼痛强度、疼痛部位、疼痛性质、疼痛评估量表的记录。③疼痛评估量表采用了 Wong-Baker 面部表情评分量表、行为学评估量表（FLACC）、危重症患者疼痛观察量表（CPOT）只有疼痛强度和疼痛评估量表记录，无疼痛部位、疼痛性质记录。④疼痛患者，护士给予疼痛评估方法指导后，护理记录单中要有已指导并教会患者及家属正确疼痛评估方法的记录。⑤医护记录的疼痛部位、疼痛性质、疼痛评估量表保持一致，护理记录的疼痛强度在医疗疼痛强度记录范围内。⑥转科患者：疼痛评估登记表随病历转送入病区，转入病区后在患者转入时与 T、P、R、BP 同步进行全面疼痛评估，并在生命体征观测单相应时间栏中记录，危重症患者需同时在护理记录单中记录。

五、疼痛评估与护理管理流程

（一）疼痛评估操作流程图（图 2-2-5）

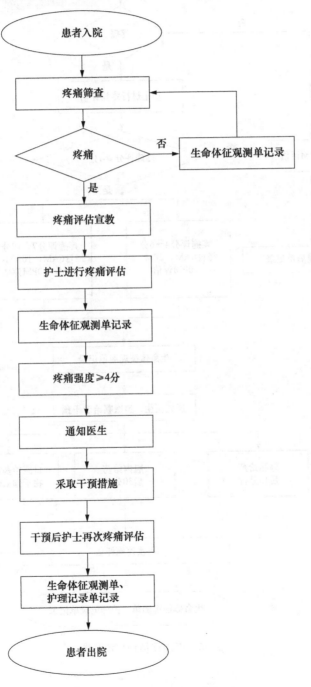

图 2-2-5　疼痛评估操作流程图

（二）疼痛评估频率流程图（图 2-2-6）

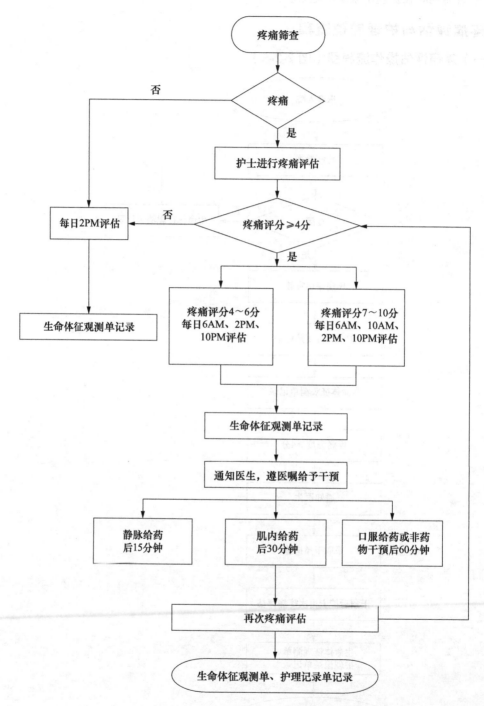

图 2-2-6   疼痛评估频率流程图

（三）围术期患者疼痛评估频率流程图（图 2-2-7）

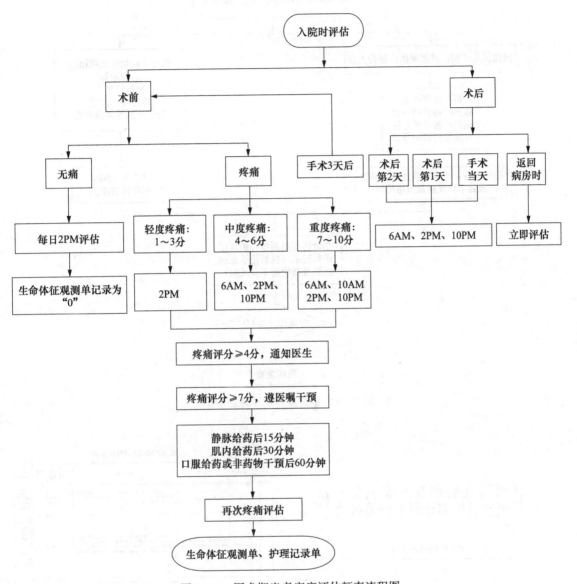

图 2-2-7 围术期患者疼痛评估频率流程图

（四）中重度疼痛护理流程图（图 2-2-8）

六、疼痛综合评定收费标准

江西省发展改革委江西省卫生计生委赣发改收费 [2017]359 号关于核定部分新增医疗服务项目价格的新增项目 MAZZY001 疼痛综合评定，收费标准为 20 元 / 次，疼痛强度 1～3 分每日 20/ 元、疼痛强度 3 分以上患者每日收费不超过 2 次，见图 2-2-9。

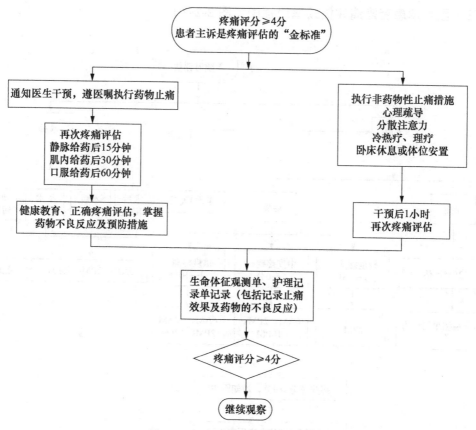

图 2-2-8　中重度疼痛护理流程图

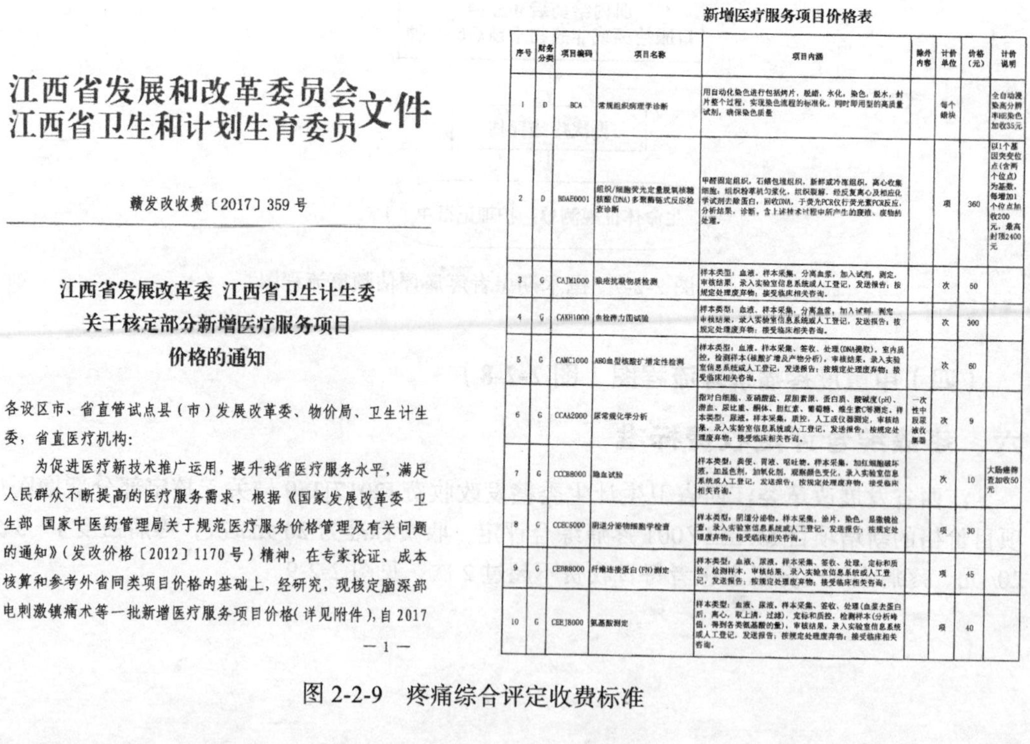

江西省发展和改革委员会
江西省卫生和计划生育委员文件

赣发改收费〔2017〕359号

江西省发展改革委 江西省卫生计生委
关于核定部分新增医疗服务项目
价格的通知

各设区市、省直管试点县（市）发展改革委、物价局、卫生计生委，省直医疗机构：

为促进医疗新技术推广运用，提升我省医疗服务水平，满足人民群众不断提高的医疗服务需求，根据《国家发展改革委 卫生部 国家中医药管理局关于规范医疗服务价格管理及有关问题的通知》（发改价格〔2012〕1170号）精神，在专家论证、成本核算和参考外省同类项目价格的基础上，经研究，现核定脑深部电刺激镇痛术等一批新增医疗服务项目价格（详见附件），自2017

— 1 —

新增医疗服务项目价格表

序号	财务分类	项目编码	项目名称	项目内涵	除外内容	计价单位	价格（元）	计价说明
1	D	BCA	常规组织病理学诊断	用自动化染色进行包括烤片，脱蜡，水化，染色，脱水，封片整个过程，实现染色流程的标准化。同时即用型的高质量试剂，确保染色质量		每个蜡块		全自动浸染高分辨率HE染色加收35元
2	D	BDAE0001	组织/细胞荧光定量脱氧核糖核酸(DNA)多聚酶链式反应检查诊断	甲醛固定组织，石蜡包埋组织，新鲜或冷冻组织，离心收集细胞；组织粉碎机匀浆化，组织裂解，经反复离心及相应化学试剂去除蛋白，回收DNA，于荧光PCR仪行荧光素PCR反应，分析结果，诊断，含上述技术过程中所产生的废液、废物的处理。		项	360	以1个基因突变位点(含两个位点)为基数，每增加1个位点加收200元，最高封顶2400元
3	G	CAJM1000	狼疮抗凝物质检测	样本类型：血液。样本采集，分离血浆，加入试剂，测定，审核结果，录入实验室信息系统或人工登记，发送报告；按规定处理废弃物；接受临床相关咨询。		次	50	
4	G	CAKH1000	血栓弹力图试验	样本类型：血液、样本采集，分离血浆，加入试剂，测定审核结果，录入实验室信息系统或人工登记，发送报告；按规定处理废弃物；接受临床相关咨询。		次	300	
5	G	CAMC1000	ABO血型核酸扩增定性检测	样本类型：血液。样本采集、签收、处理(DNA提取)，室内质控，检测样本(核酸扩增及产物分析)，审核结果，录入实验室信息系统或人工登记，发送报告；按规定处理废弃物；接受临床相关咨询。		次	60	
6	G	CCAA2000	尿常规化学分析	指对白细胞、亚硝酸盐、尿胆素原、蛋白质、酸碱度(pH)、潜血、尿比重、酮体、胆红素、葡萄糖、维生素C等测定。样本类型：尿液。样本采集，质控，人工或仪器测定，审核结果，录入实验室信息系统或人工登记，发送报告；按规定处理废弃物；接受临床相关咨询。	一次性中段尿液收集器	次	9	
7	G	CCCB8000	隐血试验	样本类型：粪便、胃液、呕吐物。样本采集，加红细胞破坏液，加显色剂，加氧化剂，观察颜色变化，录入实验室信息系统或人工登记，发送报告；按规定处理废弃物，接受临床相关咨询。		次	10	大肠癌筛查加收50元
8	G	CCEC5000	阴道分泌物细胞学检查	样本类型：阴道分泌物。样本采集，涂片，染色，显微镜检查，录入实验室信息系统或人工登记，发送报告；按规定处理废弃物；接受临床相关咨询。		项	30	
9	G	CEBR8000	纤维连接蛋白(FN)测定	样本类型：血液、尿液。样本采集、签收、处理，定标和质控，检测样本，审核结果，录入实验室信息系统或人工登记，发送报告；按规定处理废弃物；接受临床相关咨询。		项	45	
10	G	CEEJ8000	氨基酸测定	样本类型：血液、尿液。样本采集、签收、处理(血浆去蛋白后，离心，取上清，过滤)，定标和质控，检测样本(分析峰值，得到各类氨基酸的量)，审核结果，录入实验室信息系统或人工登记，发送报告；按规定处理废弃物；接受临床相关咨询。		项	40	

图 2-2-9　疼痛综合评定收费标准

第3章

疼痛科护理常规

第1节 疼痛科神经阻滞和局部注射治疗
（含超声定位下）护理常规

一、神经阻滞和局部注射治疗（含超声定位下）一般护理常规

（一）治疗前护理

1. 告知患者治疗目的、方法及注意事项，消除恐惧心理，取得配合。

2. 告知患者治疗前一天沐浴更衣，保持皮肤清洁、完整。

3. 有创治疗室的抢救车、抢救药品、心电监护仪、吸氧装置、吸痰装置处于备用完好状态，治疗室环境符合院感防控要求。

4. 心电监护仪监测生命体征、血氧饱和度，建立静脉通道，保持输液通畅。

（二）治疗后护理

1. 卧床休息30分钟以上。

2. 观察治疗后反应 若出现头晕、恶心、呕吐、呼吸困难等，立即报告医师及时处理。

3. 告知患者可能出现的情况 如部分暂时性或一过性疼痛加重为激惹现象；夜间睡眠差为糖皮质激素的兴奋作用，一般无须特殊处理。

4. 观察穿刺处情况 活动性出血者可予压迫止血；瘀血者24小时内予冷敷，24小时后予热敷。

5. 注意局部卫生 24小时内局部皮肤保持干燥，勿洗澡等。

6. 康复功能锻炼指导 根据具体疼痛和病情，指导患者进行相应的康复功能锻炼。

二、神经阻滞和局部注射治疗（含超声定位下）后特殊情况护理常规

1. 眶上、眶下和滑车神经阻滞后，观察有无眼球、眼睑水肿等情况。

2. 上颌神经、下颌神经及三叉神经半月节阻滞治疗后，注意观察穿刺处瘀血肿胀（一般阻滞治疗3天，毁损治疗7天）和麻木感（一般阻滞治疗1小时，毁损治疗几个月甚至终身）等情况。

3. 喉返神经阻滞后可能出现如声音嘶哑、无声等现象，一般给予观察处理。

4. 颈胸神经节（星状神经节）阻滞后可能出现Horner征，如眼球凹陷、瞳孔缩小、眼睑下垂、结膜充血，同时喉部有异物感，告诉患者这属于正常现象。

5. 颈丛阻滞后可出现穿刺侧颈部麻木、皮肤感觉减弱等现象，同时应观察四肢感觉和活动、有无声音嘶哑、无声，有无胸闷、呼吸困难等情况。

6. 臂丛阻滞后观察有无上肢麻木、乏力和呼吸困难等情况。

7. 腰椎、硬膜外阻滞及侧隐窝灌注后注意观察腰部、双下肢感觉、活动及小便等情况。

8. 骶管阻滞后应注意肛门周围卫生，防止感染。

9. 膝关节冲洗后应嘱患者患膝制动 12 小时，并加压包扎。

10. 胸腰椎、硬膜外留置导管时注意局部卫生，保持敷料干燥，留置期间勿洗澡；佩戴无钢板腰围，尽量侧卧，少活动，防止管道脱落；保障导管的密闭性。

三、自控镇痛术（PCA）护理常规

1. 术前护士详细向患者及家属讲解使用自控镇痛泵的注意事项。

（1）指导患者正确使用镇痛泵的方法。

（2）护士向患者强调按压镇痛泵给药按钮只能由医护人员和患者本人按压，家属则不能按压。

（3）按压给药按钮的时机：在疼痛时或进行使疼痛明显加剧的活动之前，在活动前 5 分钟按压给药按钮，有助于控制活动性疼痛。

（4）告知患者镇痛泵常见报警原因：电池耗尽、管道堵塞、药液输注完毕、空气报警等。

2. 术后做好 PCA 泵和输液管道的护理，保证持续给药。

（1）嘱患者佩戴无钢板腰围，尽量侧卧，少活动，防止管道脱落和压折管道，保持管道通畅，确保 PCA 泵给药装置正常运行，每班进行交接。

（2）核对泵中的参数设置是否与医嘱一致，当发现两者不同时，立即报告医师给予处理。

（3）护士需定期查看镇痛泵是否处于正常状态，镇痛泵在使用期间，应始终处于锁定状态，以避免被错误触发。

（4）护士需要熟悉镇痛泵的程序设置，会识别空气报警、电池耗尽、管道阻塞和药物输尽等常见问题并能妥善处理。

（5）当护士发现镇痛泵出现难以处理的故障时，应立即联系医师或其他专业人员处理，同时做好患者的解释工作，消除患者的紧张情绪。

（6）持续输液过程中，输液器每隔 72 小时进行更换。

（7）停用 PCA 时，如果镇痛泵药袋内还有剩余的阿片类药物，需由两名护士一起核对、弃去剩余药物，并在护理记录单上记录。

3. 注意局部卫生，保持敷料干燥，期间勿洗澡，防止感染。

4. PCA 泵应低于患者心脏水平放置，电子泵勿接近磁共振，不可在加压氧舱内使用。

5. 告知患者，配合医护人员进行疼痛评估，如出现镇痛不理想，应及时通知医师进行调整。

6. 注意观察用药量及其不良反应：恶心、呕吐、腹胀、便秘、低血压、呼吸抑制、尿潴留、睡眠障碍、镇静和皮肤瘙痒等症状，如发生异常现象应及时报告医护人员。

7. 饮食护理：根据患者情况给予清淡易消化饮食。

第2节　疼痛科常见疾病护理常规

一、颈椎病患者护理常规

1. 观察患者的意识、生命体征，四肢的肌力、活动度、反射、感觉，有无头痛、头晕和行走踩棉花感等。

2. 选择合适的疼痛评估量表评估患者的疼痛部位、强度、性质、发生及持续时间、诱发缓解或加重的因素及伴随症状。

3. 评估患者的生活自理能力、跌倒危险因素，落实安全护理措施，防跌倒等意外。

4. 了解患者对颈椎病的认知水平与心理状态，加强与患者交流，做好疾病知识宣教。

5. 进食清淡易消化饮食，保持排便通畅。

6. 适当休息，症状较重、发作频繁者，应卧床休息，养成睡低枕习惯。

7. 尽量避免低头伏案动作，适当做抬头后仰锻炼。

8. 根据病情适当使用颈围，以限制颈椎过度活动。

9. 颈肩部肌肉的功能锻炼，改善颈部血液循环，松解粘连和痉挛的软组织。

10. 注意防寒保暖，避免空调、电扇风直接吹颈肩部位，减少在气温过低或寒冷潮湿的环境生活和工作。

二、腰椎间盘突出症患者护理常规

1. 观察患者腰部前屈后仰活动度，双下肢的肌力和活动度及大小便情况。

2. 选择合适的疼痛评估量表评估患者的疼痛部位、强度、性质、发生及持续时间、诱发缓解或加重的因素及伴随症状。

3. 评估患者的生活自理能力、跌倒危险因素，落实安全护理措施，防跌倒等意外。

4. 了解患者对腰椎间盘突出症的认知水平与心理状态，加强与患者交流，做好腰椎间盘突出症的健康知识宣传教育。

5. 进食清淡易消化饮食，保持排便通畅。

6. 睡硬板床，急性发作期严格卧床休息，缓解期可佩戴腰围下床活动。

7. 指导患者避免使病情加重的动作，如大幅弯、旋转腰部，久站、久坐、重体力劳动，并指导正确姿势。

8. 适当使用腰围 1～2 个月，避免长时间佩戴腰围。

9. 指导患者进行腰背肌锻炼，锻炼原则是循序渐进，量以患者耐受为宜。

10. 注意腰部的防寒保暖，避免受风、寒、湿、冷的刺激而诱发。

11. 女性患者不宜穿高跟鞋。

三、三叉神经痛患者护理常规

1. 观察患者的意识、生命体征，有无头痛、头晕、恶心呕吐和步态不稳情况。

2. 选择合适的疼痛评估量表评估患者的疼痛部位、强度、性质、发生及持续时间、诱发缓解或加重的因素及伴随症状。

3. 了解患者对三叉神经痛的认知水平与心理状态，加强与患者交流，做好疾病知识宣教。

4. 加强口腔卫生，使用软牙刷或生理盐水、漱口液漱口。

5. 食用软食或温凉流质饮食，不宜食用过冷、过热、过硬、辛辣等刺激性食物。

6. 患者服用卡马西平药物期间，注意观察有无眩晕、嗜睡、恶心、呕吐、皮疹、步态不稳等不良反应，不要独自外出、开车或高空作业。

7. 必要时给予镇静剂促进睡眠，保证患者充足的睡眠。

8. 告知患者注意防寒保暖，避免电风扇、空调风直对着患者面部吹，保持良好的生活习惯，适当运动，劳逸结合，增强体质，降低复发率。

四、带状疱疹／带状疱疹后神经痛患者护理常规

1. 观察患者疱疹部位的皮肤有无化脓、水疱、破溃，有无头痛、头晕，如发生在颜面头部有无视力减退等。

2. 选择合适的疼痛评估量表评估患者的疼痛部位、强度、性质、发生及持续时间、诱发缓解或加重的因素及伴随症状。

3．了解患者对带状疱疹痛的认知水平与心理状态，加强与患者交流，做好带状疱疹痛的知识宣教。

4．急性期、病情较重及老年患者应卧床休息。

5．进食清淡易消化饮食，少吃辛辣刺激性强的食物。

6．注意患部皮肤清洁，穿宽松内衣，防止衣服摩擦患处增加疼痛，保持床单整洁，避免局部继发感染。

7．患部大水疱，可在无菌操作下用注射器抽尽疱内积液并涂阿昔洛韦；水疱溃破、创面较大、分泌物较多时，先清洗伤口，用威伐光照射患处，再涂阿昔洛韦。

8．头面部带状疱疹患者的眼部护理

（1）眼部分泌物多时用生理盐水冲洗眼部，如有角膜溃疡禁用冲洗，可用棉签擦除分泌物，防止眼睑粘连。

（2）角膜、结膜受累时，嘱患者不宜终日紧闭双眼，应活动眼球，并交替使用抗生素和抗病毒眼药水滴眼。

（3）洗脸毛巾要保持清洁，勿让污水溅入眼内。

（4）角膜疱疹有破溃，要防止眼球受压，滴药时动作宜轻柔。

9．必要时给予镇静剂促进睡眠，保证患者充足的睡眠。

10．保持良好的生活习惯，增加营养，适当运动，规律作息，劳逸结合，增强体质。

五、癌症疼痛患者护理常规

1．观察患者的意识、生命体征，有无头痛、头晕，了解患者基础疾病。

2．选择合适的疼痛评估量表评估患者的疼痛部位、强度、性质、发生及持续时间、诱发缓解或加重的因素及伴随症状。

3．评估患者的生活自理能力、跌倒、压疮等危险因素，落实安全护理措施，防跌倒、压疮等发生。

4．遵医嘱给药，严密观察药物的不良反应，如便秘、恶心、呕吐、镇静过度、尿潴留和呼吸抑制等，及时报告医师，采取相应的处理。

5．根据患者疼痛部位给予适当体位，急性期、病情较重、老年者应绝对卧床休息，保持病房环境安静整洁，保证患者充足的睡眠。

6．鼓励患者进食清淡易消化食物，保持排便通畅。

7．鼓励患者积极配合疼痛治疗，增强治疗信心，保持良好的生活习惯和心情，适当运动，劳逸结合，增强体质，提高生活质量。

六、骨质疏松症患者护理常规

1．观察患者有无身长缩短、驼背，四肢的肌力和活动度，大小便情况。

2．选择合适的疼痛评估量表评估患者的疼痛部位、强度、性质、发生及持续时间、诱发缓解或加重的因素及伴随症状。

3．评估患者的生活自理能力、跌倒危险因素，落实安全护理措施，防跌倒等意外。

4．急性期或病情较重者应绝对卧床，卧床期间做好皮肤和大小便护理，协助患者勤翻身和活动四肢，保持床单整洁，防止压疮和下肢静脉血栓发生。

5．坚持正确的治疗方法：钙制剂补充宜饭后半小时口服则吸收效果最佳，使用密盖息、密固达等药物应注意观察有无心慌、脸部潮红和发热等不良反应，严重者立即报告医师。

6．进食清淡易消化饮食，以米面、杂粮为主，品种多样搭配，增进钙质食物，避免高蛋白、高钠饮食，戒烟酒，少饮浓茶、咖啡和可乐。

7. 了解患者对骨质疏松症的认知水平及患者心理状态，加强与患者交流，做好骨质疏松症知识宣教。

8. 防治原则：从小开始，终身预防，全面预防，老年患者预防跌倒导致骨折。

9. 预防为主，强调"三早"——早补、早防、早治疗。

10. 保持良好的生活方式：持续而健康的健身运动（尤其是绝经后妇女和老年期），避免长久静止体位，多晒太阳，纠正偏食、挑食、节食等不良习惯。

七、肩周炎患者护理常规

1. 观察患者肩关节的活动度。

2. 选择合适的疼痛评估量表评估，了解患者的疼痛部位、强度、性质、发生及持续时间、诱发缓解或加重的因素及伴随症状。

3. 评估患者的生活自理能力、跌倒危险因素，落实安全护理措施，防跌倒等意外。

4. 急性期患者局部可给予威伐光、偏振光、体外冲击波和湿热敷等物理治疗，或行神经阻滞、小针刀、银质针治疗，指导患者在治疗的同时配合做好患肢的功能锻炼。

5. 取健侧卧位，抬高患肢，鼓励患者在治疗的同时配合以主动功能锻炼为主。

6. 了解患者对肩周炎的认知水平与心理状态，加强与患者交流，做好疾病知识健康教育。

7. 鼓励并指导患者主动进行肩关节功能锻炼：如捏橡皮球、健身球、Codman 钟摆运动、爬墙等练习。

8. 根据患者情况给予清淡、易消化的饮食。

9. 告知患者疾病发病及诱发加重的原因，注意防寒保暖，空调电扇风不宜对着肩关节吹，避免抬、提重物以损伤关节，生活劳逸结合，保持心情愉快。

八、膝关节骨性关节炎患者护理常规

1. 观察患者行走、下蹲等状态，评估膝关节活动度。

2. 选择合适的疼痛评估量表评估患者的疼痛强度、性质、发生及持续时间、诱发缓解或加重的因素及伴随症状。

3. 了解患者对膝关节骨性关节炎的认知水平与心理状态，加强与患者交流，做好疾病知识宣教。

4. 急性期患者局部可给予威伐光、偏振光、体外冲击波、银质针和湿热敷等治疗，合理使用支具以增加关节的稳定性，减少异常活动，矫正和预防畸形。

5. 急性期、病情较重、老年者宜多卧床休息，取左、右侧卧位，双膝腘窝处置软枕，减少活动避免刺激；慢性期避免久蹲久站，少上、下楼和爬山，建议使用坐便器。

6. 评估患者的生活自理能力、跌倒危险因素，落实安全护理措施，防跌倒等意外。

7. 根据患者情况给予清淡、易消化饮食。

8. 告知患者膝关节骨性关节炎发病及诱发加重的原因，注意防寒保暖，避免风寒湿的影响，戴护膝保暖、稳定关节；鼓励患者减肥，以减轻负重，女性患者避免穿高跟鞋。

九、强直性脊柱炎患者护理常规

1. 观察患者有无全身疼痛、晨僵，脊柱、四肢的肌力和活动度等情况。

2. 选择合适的疼痛评估量表评估患者的疼痛部位、强度、性质、发生及持续时间、诱发缓解或加重的因素及伴随症状。

3. 评估患者的生活自理能力、跌倒危险因素，落实安全护理措施，防跌倒等意外。

4. 了解患者对强直性脊柱炎的认知水平与心理状态，加强与患者交流，做好疾病知识宣教。

5. 急性期患者应卧床休息，局部可给予威伐光、偏振光、热敷等物理治疗，卧床期间做好皮肤护理，保持床单位整洁。

6. 根据患者疾病情况给予营养丰富、易消化、清淡饮食。

7. 保持功能体位，卧硬板床、低枕，避免长期弯腰活动，减少对脊柱的负重。

8. 防止肢体废用综合征，积极主动、持之以恒、循序渐进对脊柱各关节进行锻炼，减缓病情进展，减轻畸形；加强深呼吸及扩胸运动，避免形成"盔甲胸"。

9. 掌握治疗原则：长期治疗、规范用药、阶段调整、定期复查。

10. 缓解期指导患者膝骨关节炎康复项目，加强脊柱功能锻炼，如游泳、飞燕式、拱桥式腰背功能锻炼等。

11. 日常生活的姿势，站立时应尽量保持挺胸、收腹和双眼平视前方的姿势，坐位保持胸部直立。

12. 注意保暖，避免受凉、受潮，劳逸结合，增强体质。

十、痛风性关节炎患者护理常规

1. 观察患者受累关节是否红、肿、热、痛和功能障碍，有无痛风石。

2. 选择合适的疼痛评估量表评估患者的疼痛部位、强度、性质、发生及持续时间、诱发缓解或加重的因素及伴随症状。

3. 评估患者的生活自理能力、跌倒危险因素，落实安全护理措施，防跌倒等意外。

4. 了解患者对痛风的认知水平与心理状态，加强与患者交流，做好疾病知识宣教。

5. 急性期患者卧床休息，抬高患肢，避免关节负重，局部可给予威伐光、偏振光、50% 硫酸镁湿敷等物理治疗。

6. 给予低嘌呤饮食，禁食海鲜、啤酒等，每日至少饮 2000 mL 水，有助于尿酸排出。

7. 保持皮肤清洁，避免发生皮肤破损及感染，特别是痛风石处尤应防止发生溃疡，对发生溃疡处皮肤给予及时换药等创面处理，保持床单整洁，穿宽松鞋袜。

8. 告知患者痛风的发病及诱发加重的原因，生活有规律，肥胖者应减轻体重，饮食清洗，少进食海鲜，禁啤酒。防止受寒、受潮及外伤。

十一、反应性关节炎患者护理常规

1. 观察患者受累关节是否红、肿、热、痛和功能障碍，有无发热。

2. 选择合适的疼痛评估量表评估患者的疼痛部位、强度、性质、发生及持续时间、诱发缓解或加重的因素及伴随症状。

3. 评估患者的生活自理能力、跌倒危险因素，落实安全护理措施，防跌倒等意外。

4. 了解患者对反应性关节炎的认知水平与心理状态，加强与患者交流，做好反应性关节炎知识宣教。

5. 急性期患者卧床休息，抬高患肢，将关节制动于功能体位，局部可给予威伐光、偏振光、关节温水浴等物理治疗。

6. 缓解期指导患者进行关节周围按摩及关节体操练习。

7. 合理膳食调配，多进食富含植物有机活性碱的食品，少吃肉类食品，多吃蔬菜。

8. 注意个人卫生，保持患处皮肤和床单位的整洁，防止感染。

9. 告知患者劳逸结合，增强体质，戒烟酒；进行户外运动时，在阳光下多做运动多出汗，帮助排除体内多余的酸性物质，预防关节炎发生。

十二、糖尿病周围神经痛患者护理常规

1．观察患者远端肢体局部皮肤是否有红肿、皮肤色泽及温度，有无感觉减退、破溃、坏疽、感染，足背动脉的搏动和弹性等情况。

2．测量患者身高、体重，遵医嘱监测血糖并做好记录。

3．选择合适的疼痛评估量表评估患者的疼痛部位、强度、性质、发生及持续时间、诱发缓解或加重的因素及伴随症状。

4．评估患者的生活自理能力、跌倒危险因素，落实安全护理措施，防跌倒等意外。

5．了解患者对糖尿病周围神经痛的认知水平与心理状态，加强与患者交流，做好疾病知识宣教。

6．适当休息，合理、适量地运动。

7．向患者讲解合理饮食与血糖控制的重要关系，严格执行糖尿病饮食。

8．遵医嘱给予降糖、镇痛和营养神经的药物，注意观察低血糖及其不良反应。

9．预防身体各部位感染，加强口腔护理、足部护理，防止外伤。

10．教会患者自测血糖、尿糖、胰岛素注射技术及胰岛素的储存方法。

11．告知患者疾病的发病及诱发加重原因，坚持饮食和药物治疗，餐后 30～60 分钟适当运动；鞋袜要柔软、舒适、宽松，防止磨脚；注意肢体的清洁卫生，瘙痒时小心抓破皮肤；尽可能不使用热水袋、电热毯或烤灯，谨防烫伤，同时注意预防冻伤。

12．糖尿病足患者的护理：

（1）根据 Wagner 分级标准，评估患者足部情况。

（2）观察足部血液循环情况，抬高患肢，使用支架，防止局部受压。

（3）避免下肢进行静脉输液。

（4）严禁使用硬膏、鸡眼膏或腐蚀性药物接触伤口，必要时给予换药。

十三、中枢性疼痛患者护理常规

1．了解患者既往有无中枢系统性疾病或脑血管疾病，有无外伤史。

2．严密观察患者的意识、生命体征、四肢感觉肌力和关节活动度，有无头痛、头晕、恶心、呕吐等症状。

3．选择合适的疼痛评分量表评估患者的疼痛部位、强度、性质、发生及持续时间、诱发缓解或加重的因素及伴随症状。

4．评估患者的生活自理能力、跌倒危险因素，落实安全护理措施，防跌倒等意外。

5．了解患者对中枢性疼痛的认知水平与心理状态，加强与患者交流，做好疾病知识宣教。

6．急性期、病情较重者应绝对卧床休息，保持肢体于功能位，加强皮肤护理，保持床单位整洁，防止感染和压疮发生。

7．进食含高维生素的清淡、易消化饮食，多吃新鲜蔬菜水果，保持排便通畅。

8．遵医嘱给予镇痛、营养神经的药物，密切观察药物的不良反应。

9．注意保暖，避免受凉，禁止使用热水袋，防止烫伤。

10．指导患者正确的功能锻炼方法，加强营养，增强体质。

十四、复杂性区域疼痛综合征患者护理常规

1．了解患者有无局部外伤史，发病诱因、发病过程和进展。

2．严密观察患者意识、生命体征、四肢感觉、肌力和活动度，有无头痛、头晕。

3．选择合适的疼痛评估量表来评估患者的疼痛部位、强度、性质、发生及持续时间、诱发

缓解或加重的因素及伴随症状。

4. 评估患者的生活自理能力、跌倒危险因素，落实安全护理措施，防跌倒等意外。

5. 了解患者对复杂性区域疼痛综合征的认知水平与心理状态，加强与患者交流，做好疾病知识宣教。

6. 病情较重患者应卧床休息，保持肢体于功能位，做好皮肤护理，保持床单位整洁，以减轻疼痛。

7. 进食含高维生素的清淡易消化饮食，多吃新鲜蔬菜水果，保持排便通畅。

8. 告知患者适当运动，劳逸结合，增强体质。

第3节　疼痛科常用微创介入手术护理常规

一、颈椎间盘突出症射频联合胶原酶溶解术护理常规

（一）术前观察及护理

1. 观察患者的意识、生命体征、四肢肌力和活动度、术区皮肤。

2. 选择合适的疼痛评估量表评估患者的疼痛部位、强度、性质、发生及持续时间、诱发缓解或加重的因素及伴随症状。

3. 心理护理：了解患者心理状态，针对性做好心理护理，增强其对手术的信心。

4. 体位训练：术前 1～2 天在医师的指导下进行手术体位训练。术前 1 天指导患者训练轴式翻身及床上洗漱、进食、大小便。

5. 术前 1 天嘱患者洗头、洗澡，穿开衫棉质睡衣，去介入室前排空大小便。

6. 用物准备：床单位、平枕、颈托、沙袋 2 个、大浴巾、吸管、中单、便盆、尿壶。

7. 饮食护理：清淡、易消化饮食，不宜过饱。

8. 遵医嘱术前 30 分钟建立静脉通道，使用抗生素，口服抗过敏药物。

（二）术后观察及护理

1. 按局部麻醉（局麻）术后护理常规护理。

2. 术后低枕平卧 2 小时，绝对卧床 5～7 天，平卧时两侧用沙袋固定（侧卧时使用大浴巾三折加高枕头，高度与肩平齐），进行轴式翻身，活动四肢，注意保持脊柱稳定，防止扭曲。

3. 了解术中情况，监测生命体征，密切观察手术穿刺处有无渗血、渗液和血肿，穿刺处 24 小时内保持干燥。

4. 注意观察患者四肢感觉、肌力和活动度、大小便情况。

5. 指导患者正确进行疼痛评估，评价疼痛情况。

6. 注意口腔卫生，每日早晚刷牙 2 次，进食清淡、易消化的饮食，保持排便通畅。

7. 卧床 5～7 天后在医师的指导下佩戴颈托起床，防止做点头、摇头、转头等动作。

8. 出院后若出现颈部、四肢疼痛或麻木症状加剧，则立即联系医师。

9. 正确使用颈托 1～2 个月，以限制颈椎过度活动。

10. 相对卧床 1 个月，养成睡低枕习惯，避免低头伏案动作。

11. 术后 3～6 个月复诊。

二、颈椎间盘等离子消融术护理常规

（一）术前观察及护理要点

1. 观察患者的意识、生命体征、四肢肌力和活动度、术区皮肤。

2．选择合适的疼痛评估量表评估患者的疼痛部位、强度、性质、发生及持续时间、诱发缓解或加重的因素及伴随症状。

3．心理护理：了解患者心理状态，针对性做好心理护理，增强其对手术的信心。

4．体位训练：术前1～2天在医师指导下行手术体位训练，术前1天指导患者训练轴式翻身及床上洗漱、进食、大小便。

5．术前1天嘱患者洗头、洗澡，穿棉质睡衣，去介入室前排空大小便。

6．用物准备：床单位、平枕、颈托、沙袋2个、大浴巾、吸管、中单、便盆、尿壶。

7．饮食护理：进清淡易消化饮食，不宜过饱。

8．遵医嘱术前30分钟开放静脉通道，使用抗生素。

（二）术后观察及护理

1．按局麻术后护理常规护理。

2．术后低枕卧床24小时，平卧时两侧用沙袋固定（侧卧时使用大浴巾三折加高枕头，高度与肩平齐），行轴式翻身，活动四肢，注意保持脊柱稳定，防止扭曲。

3．了解术中情况，监测生命体征，密切观察手术穿刺处有无渗血、渗液和血肿，穿刺处24小时内保持干燥。

4．注意观察患者四肢感觉、肌力和活动度、大小便情况。

5．指导患者正确疼痛评估，评价疼痛情况。

6．进清淡易消化饮食，保持排便通畅。

7．术后24小时在医师指导下佩戴颈托起床，防止点头、摇头、转头等动作。

8．出院后若出现颈部、四肢疼痛或麻木症状加剧，则立即联系医师。

9．正确使用颈托1个月，以限制颈椎过度活动。

10．养成睡低枕头习惯，避免低头伏案动作。

11．术后3～6个月复诊。

三、脊柱内镜下颈椎间盘髓核摘除术护理常规

（一）术前观察及护理

1．观察患者的意识、生命体征、四肢肌力和活动度、术区皮肤。

2．选择合适的疼痛评估量表来评估患者的疼痛部位、强度、性质、发生及持续时间、诱发缓解或加重的因素及伴随症状。

3．了解患者心理状态，针对性做好心理护理，增强其对手术的信心。

4．术前1～2天在医师的指导下行手术体位训练。

5．术前1天指导患者训练轴式翻身及床上洗漱、进食、大小便，教会患者及家属掌握轴式翻身。

6．术前1天嘱患者洗头、洗澡，穿开衫棉质睡衣，去介入室前排空大小便。

7．用物准备：床单位、平枕、颈托、沙袋2个、大浴巾、吸管、中单、便盆、尿壶。

8．进清淡易消化饮食，不宜过饱。

9．遵医嘱术前30分钟建立静脉通道，使用抗生素，特殊患者（过度紧张、预计手术时间长等）给予留置导尿。

（二）术后观察及护理

1．按局麻术后护理常规护理。

2．术后低枕平卧24小时，平卧时两侧用沙袋固定（侧卧时使用大浴巾三折加高枕头，高度与肩平齐），行轴式翻身，活动四肢，注意保持脊柱稳定，防止扭曲。

3. 了解术中情况，监测生命体征，密切观察手术切口处有无渗血、渗液、血肿。

4. 注意观察患者四肢感觉、肌力和活动度、大小便情况。

5. 指导患者正确疼痛评估，评价疼痛情况。

6. 进清淡易消化饮食，保持排便通畅。

7. 术后 24 小时手术切口处给予消毒、更换敷料，保持敷料清洁干燥。

8. 术后 24 小时在医师指导下佩戴颈托起床，防止做点头、摇头、转头等动作。

9. 手术第 3 天后复查血 RT、ESR、CRP。

10. 出院后若出现颈部、四肢疼痛或麻木症状加剧，则立即联系医师。

11. 正确使用颈托 1～2 个月，以限制颈椎过度活动。

12. 养成睡低枕头习惯，尽量避免低头伏案动作，多做抬头后仰锻炼。

13. 术后 5～7 天拆线，3～6 个月复诊。

四、脊柱内镜下胸椎间盘髓核摘除／椎管扩大成形术护理常规

（一）术前观察及护理

1. 观察患者的意识、生命体征、四肢肌力和活动度、术区皮肤。

2. 选择合适的疼痛评估量表评估患者的疼痛部位、强度、性质、发生及持续时间、诱发缓解或加重的因素及伴随症状。

3. 保持良好的心理状态，消除紧张、恐惧心理，树立其战胜疾病的信心。

4. 术前 1～2 天在医师的指导下训练健侧卧位或俯卧位。

5. 术前 1 天指导患者训练轴式翻身及床上洗漱、进食、大小便，深呼吸练习，教患者及家属掌握轴式翻身。

6. 术前 1 天嘱患者洗头、洗澡，穿开衫棉质睡衣，去介入室前排空大小便。

7. 用物准备：床单位、胸围、便盆、尿壶、坐便椅。

8. 进清淡易消化饮食，不宜过饱。

9. 遵医嘱术前 30 分钟建立静脉通道，使用抗生素。

（二）术后观察及护理

1. 按局麻术后护理常规护理。

2. 密切观察手术切口处有无渗血、渗液，下肢肌力、活动度和大小便等情况，如有异常及时报告医护人员。

3. 术后佩戴胸围平卧 2 小时，卧硬板床 24 小时，注意保持脊柱呈一条直线，防止扭曲。

4. 术后 24 小时手术切口处给予消毒、更换敷料，保持敷料清洁干燥。

5. 术后 24 小时在医师指导下起床，起床后使用坐便椅解大小便。

6. 进清淡易消化饮食，多吃蔬菜水果，多饮水，保持排便通畅。

7. 手术第 3 天后复查血 RT、ESR、CRP。

8. 出院后若出现胸腹、腰腿痛加剧，应立即与医师取得联系。

9. 相对卧床 1 个月，3 个月内使用坐便椅解大小便。

10. 性生活应在出院 2 个月后，且患者在下，健者在上。

11. 术后 1 周拆线，3～6 个月复诊。

五、腰椎间盘突出症射频联合胶原酶溶解术护理常规

（一）术前观察及护理

1. 观察患者的意识、生命体征、双下肢肌力和活动度、术区皮肤情况。

2．选择合适的疼痛评估量表评估患者的疼痛部位、强度、性质、发生及持续时间、诱发缓解或加重的因素及伴随症状。

3．了解患者心理状态，针对性做好心理护理，增强其对手术的信心。

4．术前 1～2 天在医师的指导下训练腰下垫枕健侧卧位或俯卧位。

5．术前 1 天指导患者训练滚动式翻身、床上洗漱、进食、大小便及佩戴腰围方法，教会患者及家属掌握滚动式翻身。

6．术前 1 天嘱患者洗头、洗澡，穿开衫棉质睡衣，去介入室前排空大小便。

7．用物准备：床单位、带钢板腰围、吸管、中单、尿壶、尿不湿、坐便椅。

8．进清淡易消化饮食，不宜过饱。

9．遵医嘱术前 30 分钟建立静脉通道，使用抗生素，口服抗过敏药。

（二）术后观察及护理

1．按局麻术后护理常规护理。

2．术后俯卧 6～8 小时，翻身后佩戴腰围绝对卧床 7～10 天。

3．了解术中情况，监测生命体征，密切观察手术穿刺处有无渗血、渗液，穿刺处 24 小时内保持干燥。

4．注意观察双下肢肌力和活动度、有无腰痛、大小便情况。

5．指导患者在翻身、咳嗽、睡觉、下床活动时均需正确佩戴腰围，家属不能与患者同睡一床，避免扭腰及导致腹压骤增动作（如咳嗽、喷嚏及大笑等）。

6．家属协助行滚动式翻身，活动双下肢，注意保持脊柱稳定，防止扭曲。

7．指导患者正确疼痛评估，评价疼痛缓解情况。

8．注意口腔卫生，进食清淡易消化饮食，多饮水，保持排便通畅。

9．术后 7～10 天后，应在医师指导下佩戴腰围下床，不弯腰，3 个月内使用坐便椅解大小便。

10．出院后若出现腰腿痛麻加剧，应立即与医师取得联系。

11．相对卧床 1 个月，正确使用腰围 2～3 个月。术后 3 个月开始腰背肌锻炼。半年内腰部勿负重、弯腰、扭伤，避免久蹲、久坐；原则：坐不如站，站不如躺，侧卧不如平卧。性生活应在出院 2 个月后，且采用患者在下位。

12．术后 3～6 个月复诊。

六、腰椎间盘等离子消融术护理常规

（一）术前观察及护理

1．观察患者的意识，生命体征，双下肢肌力、感觉和活动度，术区皮肤情况。

2．选择合适的疼痛评估量表来评估患者的疼痛部位、强度、性质、发生及持续时间、诱发缓解或加重的因素及伴随症状。

3．了解患者心理状态，针对性做好心理护理，增强其对手术的信心。

4．术前 1～2 天在医师的指导下训练腰下垫枕健侧卧位或俯卧位。

5．术前 1 天指导患者训练滚动式翻身、床上大小便及佩戴腰围方法，教患者及家属掌握滚动式翻身。

6．术前一天嘱患者洗头、洗澡，穿开衫棉质睡衣，去介入室前排空大小便。

7．用物准备：床单位、带钢板腰围、中单、尿壶、尿不湿、坐便椅。

8．进清淡易消化饮食，不宜过饱。

9．遵医嘱术前 30 分钟开放静脉通道，使用抗生素。

（二）术后观察及护理

1. 按局麻术后护理常规护理。

2. 了解术中情况，监测生命体征，密切观察手术切口处有无渗血、渗液。

3. 注意观察患者双下肢肌力、感觉和活动度，大小便情况。

4. 术后佩戴腰围卧床 24 小时，家属协助行滚动式翻身，活动双下肢，注意保持脊柱稳定，防止扭曲。

5. 指导患者正确疼痛评估，评价疼痛情况。

6. 进清淡易消化饮食，保持排便通畅。

7. 一般术后 24 小时在医师指导下佩戴腰围下床，指导正确的坐、立及行走等姿势，3 个月内用坐便椅解大小便。

8. 出院后若出现腰腿痛麻加剧，应立即与医师取得联系。

9. 正确使用腰围 1 个月。半年内勿负重、弯腰、扭伤，避免久蹲、久坐；原则：坐不如站，站不如躺，侧卧不如平卧。性生活应在出院 2 个月后，且采用患者下位。

10. 术后 3～6 个月复诊。

七、脊柱内镜下腰椎间盘髓核摘除／椎间孔成形术护理常规

（一）术前观察及护理

1. 观察患者的意识，生命体征，双下肢肌力、感觉和活动度，术区皮肤情况。

2. 选择合适的疼痛评估量表来评估患者的疼痛部位、强度、性质、发生及持续时间、诱发缓解或加重的因素及伴随症状。

3. 了解患者心理状态，针对性做好心理护理，消除其恐惧心理，增强对手术的信心。

4. 术前 1～2 天在医师的指导下训练腰下垫枕健侧卧位或俯卧位。

5. 术前 1 天指导患者训练滚动式翻身、床上洗漱、进食、大小便及佩戴腰围方法，教患者及家属掌握滚动式翻身。

6. 术前 1 天嘱患者洗头、洗澡，穿开衫棉质睡衣，去介入室前排空大小便。

7. 用物准备：床单、带钢板腰围、吸管、中单、尿壶、尿不湿、坐便椅。

8. 进清淡易消化饮食，不宜过饱。

9. 遵医嘱术前 30 分钟开放静脉通道，使用抗生素，特殊患者（过度紧张、预计手术时间长等）给予留置导尿。

（二）术后观察及护理

1. 按局麻术后护理常规护理。

2. 了解术中情况，监测生命体征，密切观察手术切口处有无渗血、渗液、血肿。

3. 注意观察患者双下肢感觉、肌力和活动度，大小便情况。

4. 术后佩戴腰围平卧 2 小时起压迫止血作用，一般卧床 24 小时，家属协助行滚动式翻身，活动双下肢，注意保持脊柱稳定，防止扭曲。

5. 术后 2 小时佩戴腰围开始在床上进行双下肢功能锻炼（直腿抬高、屈膝屈髋运动），有助于减轻或防止神经根粘连和下肢静脉血栓形成。

6. 指导患者在翻身、咳嗽、睡觉、下床活动时均需正确佩戴腰围，家属不能与患者同睡一床，避免扭腰及致腹压骤增动作（如咳嗽、喷嚏及大笑等）。

7. 指导患者正确疼痛评估，评价疼痛情况。

8. 进清淡易消化的饮食，多饮水，保持排便通畅。

9. 术后 24 小时手术切口处给予消毒、更换敷料，保持敷料清洁干燥。

10．术后 24 小时在医师指导下佩戴腰围下床，指导正确的坐、立及行走等姿势，3 个月内用坐便椅解大小便。

11．手术第 3 天后复查血 RT、ESR、CRP。

12．出院后若出现腰腿痛麻加剧及肌力异常等，应立即与医师取得联系。

13．相对卧床 1 个月，正确使用腰围 1～2 个月。术后 3 个月视情况适当进行腰背肌锻炼。半年内禁止负重、扭伤，避免久蹲、久坐；原则：坐不如站，站不如躺，侧卧不如平卧。性生活应在出院 2 个月后，且采用患者在下位。

14．术后 7～10 天拆线，3～6 个月复诊。

八、三叉神经射频热凝术护理常规

（一）术前观察及护理

1．观察患者的意识、生命体征、术区皮肤，有无头痛、头晕。

2．选择合适的疼痛评估量表来评估患者的疼痛部位、强度、性质、发生及持续时间、诱发缓解或加重的因素及伴随症状。

3．了解患者心理状态，关心安慰患者，针对性做好心理护理，使其保持情绪平稳增强对手术的信心。

4．术前 1 天嘱患者洗头、洗澡、更衣，准备好床单，去介入室前排空大小便。

5．进清淡易消化软食，不宜过饱。

6．遵医嘱术前 30 分钟开放静脉通道，使用抗生素。

（二）术后观察及护理

1．按局麻术后护理常规护理。

2．术后相对卧床休息 2～3 天，无头痛、头晕症状方可下床活动。

3．了解术中情况，严密观察生命体征，有无一过性血压升高、恶心、呕吐等症状。

4．注意观察颜面部有无瘀血、肿胀、麻木，有无头痛、头晕、视力减退。

5．指导患者正确疼痛评估，评价疼痛情况。

6．注意口腔卫生，使用软牙刷或漱口液漱口。

7．术后 1 天进食温凉流质饮食，之后进软食，避免进食辛辣、过冷、过热、过硬食物。

8．告知患者术后可能出现的情况：如穿刺处瘀血肿胀 1 周左右，麻木感可持续 2～3 个月甚至终身等，消除紧张焦虑心理。

9．继续口服卡马西平等维持治疗，视情况逐步减药或停药，服药期间注意观察药物不良反应，不要独自外出、高空作业或开车。

九、鞘内吗啡输注系统植入术护理常规

（一）术前观察及护理

1．观察患者的意识，生命体征，双下肢肌力、感觉和活动度，术区皮肤，有无头痛、头晕。

2．选择合适的疼痛评估量表评估患者的疼痛部位、强度、性质、发生及持续时间、诱发缓解或加重的因素及伴随症状。

3．了解患者心理状态，针对性做好心理护理，增强其对手术的信心。

4．术前 1 天在医师指导下训练俯卧位或侧卧位。

5．术前 1 天协助患者沐浴、更衣，准备好床单位，去介入室前排空大小便。

6．进清淡易消化饮食，不宜过饱。

7．遵医嘱术前 30 分钟开放静脉通道，使用抗生素。

（二）术后观察及护理

1．按局麻术后护理常规护理。

2．严密监测生命体征，尤其体温及血压的变化，防止感染和低血压。

3．观察穿刺置管处有无出血、血肿、积液、裂开及管道是否通畅。

4．术后 24 小时手术切口处给予消毒、更换敷料，保持敷料干燥清洁。

5．嘱患者术后 6～8 周避免沐浴、腰部剧烈活动、弯腰，防止感染和管道脱落。

6．指导患者正确使用全自动注药泵的方法及注意事项，详见第 3 章第 1 节自控镇痛术（PCA）护理常规。

7．准确及时评估并记录患者的疼痛、PCA 情况，评价镇痛效果。

8．严密观察药物的不良反应，如便秘、恶心呕吐、镇静、尿潴留和呼吸抑制等，及时报告医师给予处理。

9．加强基础护理，保持病房环境安静及床单位整洁。

10．嘱患者出院后加强自我管理能力，提高生活质量。

11．按要求到正规医院更换蝶形针、药囊，严格执行无菌技术操作。

12．有情况随诊。

十、脊髓／周围神经电刺激植入术护理常规

（一）术前观察及护理

1．观察患者的意识，生命体征，双下肢肌力、感觉和活动度，术区皮肤，有无头痛、头晕。

2．选择合适的疼痛评估量表评估患者的疼痛部位、强度、性质、发生及持续时间、诱发缓解或加重的因素及伴随症状。

3．了解患者心理状态，针对性做好心理护理，增强其对手术的信心。

4．患者术前 1～2 天在医师指导下训练手术体位。

5．术前 1 天协助患者沐浴、更衣，准备好床单位，去介入室前排空大小便。

6．进食清淡易消化饮食，不宜过饱。

7．遵医嘱术前 30 分钟开放静脉通道，使用镇静和抗生素药物。

（二）术后观察及护理

1．按局麻术后护理常规护理。

2．严密监测生命体征，尤其体温及血压的变化，防止感染和低血压发生。

3．观察手术切口处有无渗血、渗液，植入电极的长度，双下肢肌力、感觉和活动度，大小便情况。

4．脊髓电刺激植入术患者移动时严格实行轴向移位的原则，防止身体扭曲，导致电极移位。

5．术后 24 小时手术切口处给予消毒、更换敷料，保持敷料干燥清洁。

6．嘱患者术后 6～8 周避免沐浴、剧烈活动、弯腰，预防感染和电极移位。

7．生活中避免接触强磁场的设备，以免对系统造成损坏，但可以正常使用手机。

8．指导患者正确认识术后调节刺激参数时的相关问题，避免产生急躁情绪。

9．准确及时评估并记录患者疼痛、刺激参数的调整情况，评价镇痛效果。

10．告诉患者电极植入后有 1 周时间进行镇痛效果的评估，避免急躁情绪，疼痛减轻 50% 以上，电刺激疗法定义为临床有效。

11．短暂性或暂时性周围神经电刺激植入术一般维持 2 周左右的治疗时间，治疗结束后回医院拔除电极。

12．进食含高维生素、低脂肪、易消化食物，多吃新鲜蔬菜和水果。

13．加强基础护理，保持病房环境安静及床单位整洁。

14．有情况随诊。

十一、椎体成形术护理常规

（一）术前观察及护理

1．观察患者的意识，生命体征，双下肢肌力、感觉和活动度，术区皮肤，大小便情况，有无胸痛、胸闷。

2．选择合适的疼痛评估量表来评估患者的疼痛部位、强度、性质、发生及持续时间、诱发缓解或加重的因素及伴随症状。

3．了解患者心理状态，针对性做好心理护理，增强对手术的信心。

4．术前 1～2 天在医师的指导下训练胸腹下垫枕俯卧位或侧卧位。

5．术前 1 天协助患者沐浴、更衣，准备好床单位，去介入室前排空大小便。

6．进清淡易消化饮食，不宜过饱。

7．遵医嘱术前 30 分钟开放静脉通道，使用抗生素。

（二）术后观察及护理

1．按局麻术后护理常规护理。

2．严密监测患者的生命体征，尤其是体温及血压的变化，预防感染和低血压发生。

3．观察手术穿刺处有无渗血、渗液、血肿，双下肢肌力、感觉和活动度，大小便情况。

4．一般术后卧床 24 小时，腰段手术应佩戴腰围平卧 2 小时，24 小时后在医师指导下佩戴腰围下床。

5．指导患者正确疼痛评估，评价疼痛情况。

6．手术穿刺处 24 小时内保持干燥，勿洗澡。

7．并发症的观察和处理

（1）神经损伤：骨水泥聚合时的温度可达 122℃，能引起神经组织发生坏死，术后 1 小时内应注意观察与手术部位对应支配区域的浅感觉。

（2）骨水泥过敏：表现为一过性低血压、低氧血症、心律失常、心搏骤停、心肺功能障碍。

（3）骨水泥渗漏：低血压，四肢肌力下降、感觉减退、麻木，大小便异常。

十二、腹腔神经丛或内脏大、小神经阻滞／毁损术护理常规

（一）术前观察及护理

1．观察患者的意识，生命体征，双下肢肌力、感觉和活动度，术区皮肤，有无头痛、头晕。

2．选择合适的疼痛评估量表来评估患者的疼痛部位、强度、性质、发生及持续时间、诱发缓解或加重的因素及伴随症状。

3．了解患者心理状态，针对性做好心理护理，增强其对手术的信心。

4．术前 1～2 天在医师指导下训练俯卧位，以便耐受术后 6 小时俯卧位。

5．术前 1 天协助患者沐浴、更衣，准备好床单位，去介入室前排空大小便。

6．进清淡易消化饮食，不宜过饱。

7．遵医嘱术前 30 分钟开放静脉通道，使用抗生素。

（二）术后观察及护理

1．按局麻术后护理常规护理。

2．术后俯卧位 6 小时，相对卧床 24～48 小时。

3．严密监测患者的生命体征，尤其血压、心率、呼吸的变化，防止血气胸和低血压发生。

4．注意观察患者双下肢肌力、感觉和活动度，大小便情况，有无头痛、头晕，手术穿刺处有无渗血、渗液，24 小时内保持干燥，勿洗澡。

5．指导患者正确疼痛评估，评价疼痛情况。

6．术后可能出现头痛、头晕等体位性低血压症状，嘱患者坐起、站立、行走等体位变化时动作缓慢，家属 24 小时陪护。

7．术后可能出现腹胀、腹痛、腹泻，告知患者是由手术引起的肠蠕动增强所致，轻者可自行消失，严重者需要通知医师处理。

8．指导患者进食高热量、高蛋白、高维生素的清淡易消化饮食，提高自身免疫力。

十三、胸腰交感神经阻滞／毁损术护理常规

（一）术前观察及护理

1．观察患者的意识，生命体征，双下肢肌力、感觉和活动度。

2．选择合适的疼痛评估量表来评估患者的疼痛部位、强度、性质、发生及持续时间、诱发缓解或加重的因素及伴随症状。

3．了解患者心理状态，针对性做好心理护理，增强其对手术的信心。

4．术前 1～2 天在医师指导下训练俯卧位。

5．术前 1 天协助患者沐浴、更衣，准备好床单位，去介入室前排空大小便。

6．进清淡易消化饮食，不宜过饱。

7．遵医嘱术前 2～3 小时建立静脉通道，并适当扩容处理。

8．遵医嘱术前 30 分钟使用抗生素。

（二）术后观察及护理

1．按局麻术后护理常规护理。

2．术后相对卧床休息 24～48 小时。

3．观察患者神志、脉搏、血压、血氧饱和度等情况的变化。

4．注意观察患者呼吸变化，了解有无胸闷、气促等症状。

5．胸、背部会不同程度代偿性出汗，协助其更换汗湿衣服，并解释代偿性多汗的发生原因，消除患者疑虑。

6．观察手术区域有无因血肿引起的局限性隆起，穿刺处有无渗血、渗液等，如有异常应及时配合医师进行处理。

7．注意观察有无出血、感染、腹痛、腹胀及腹膜刺激症状等情况，有异常及时报告医师处理。

8．指导患者采取深呼吸，鼓励患者有效咳嗽、咳痰。

9．指导患者进高热量、高维生素的清淡易消化饮食，提高自身免疫力。

附：

一、术后颈托佩戴方法

1．用手指度量患者由下颌角下方到锁骨的距离，选择适合患者的可充气棉质材料颈托。

2．患者仰卧或侧卧，小心地将其颈部置于"正中位"，即头部仰至嘴角和耳垂的连线与地面垂直，鼻尖与肚脐呈一条直线。

3．将颈托小心地穿入后颈，调整颈托与下颌吻合位置。

4．连接充气器充气，充气量 1/3～2/3，以患者不感憋气、舒适为宜，松紧适度，系好颈托。

5. 夏天颈托不宜直接接触皮肤，应内衬棉质吸汗的毛巾，防止皮肤破损。

6. 一般术后佩戴颈托 1～2 个月，限制颈椎过度活动，防止做点头、摇头及转头等动作。

二、术后腰围佩戴方法

1. 患者需选用具有弹性带有钢板的腰围，腰围的规格要与患者自身腰围相适应，其上缘至肋下缘，下缘至两侧髂前上棘。避免过窄和过短的腰围，以免腰椎过度前凸和腹部过紧。

2. 腰椎间盘突出症微创介入术后患者，术后回病房过床时由护士协助佩戴好腰围，卧床期间严格遵守睡觉、翻身及活动肢体时必须佩戴好腰围。

3. 术后佩戴腰围方法：患者取平卧位，护士整理好患者上下衣服，患者采取五点式姿势将腰臀挺起，护士迅速将腰围放于患者肋下缘与两侧髂前上棘处，系好腰带。

4. 腰围不能直接接触皮肤，应穿棉质睡衣，防止皮肤破损。

5. 腰椎间盘胶原酶溶解手术患者一般佩戴腰围 2～3 个月，腰椎内镜与等离子射频术患者一般佩戴腰围 1～2 个月。

三、腰背肌功能锻炼操

第 1 节：后伸运动　俯卧位，两臂及两腿自然伸直，双下肢交替向上尽力抬起，各重复10～20 次（图 3-3-1）。

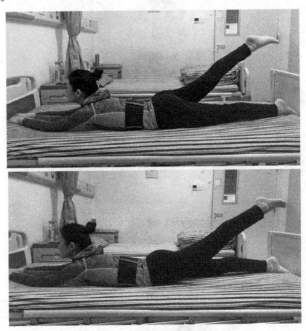

图 3-3-1　后伸运动

第 2 节：船形运动　俯卧位，两肘屈曲，两手置于腰后，双下肢有节奏地用力向后抬起、放下、同时挺胸抬头，重复 10～20 次（图 3-3-2）。

第 3 节：颠足运动　直立位，双足并拢，足跟有节奏地抬离地面，然后放下，如此交替进行，持续 1～2 分钟（图 3-3-3）。

第 4 节：踢腿运动　直立位，双手叉腰或一手扶物，双下肢有节奏地交替尽力向前踢、后伸，各持续 10～20 次（图 3-3-4）。

第 5 节：挺腹运动　直立位，双足并拢站立，双足跟同时抬离地面，足尖着地，双上肢尽量后伸，腹部尽量向前挺，有节奏地进行，持续 10～20 次（图 3-3-5）。

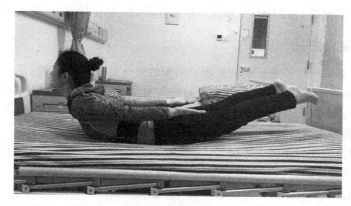

图 3-3-2　船形运动

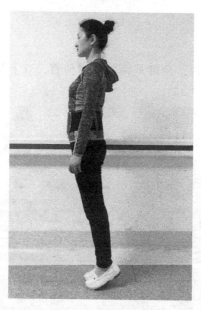

图 3-3-3　颠足运动

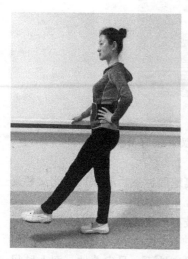

图 3-3-4　踢腿运动

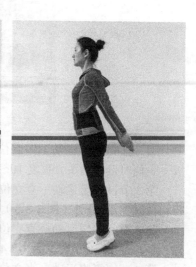

图 3-3-5　挺腹运动

四、颈椎间盘微创术后上下床方式

颈椎间盘微创术后在卧床期间，如患者上下床的方式掌握不对，易使颈椎扭伤影响治疗效果，甚至出现并发症。正确的方法如下：

1. 患者下床的程序和步骤（上床则用相反的程序和步骤）

（1）首次下床必须在医师的指导下进行。

（2）患者取平卧位，去除两侧沙袋，医师或家属协助患者佩戴好颈托，颈托适当充气。

（3）协助患者屈髋屈膝行轴式翻身，将身体向健侧侧卧，即健侧在下，颈托再次适度充气。

（4）双膝关节半屈曲位，尽量靠近床沿。

（5）双小腿在床边垂下，上位上肢手掌撑于床面（不以床旁桌椅、护栏等为支撑物），下位上肢肘关节屈曲，渐次使前臂、手掌撑于床面。

（6）医师用手固定患者颈部，协助患者侧卧坐起，双腿下垂。

（7）再次充气，调整颈托至合适高度，静坐 3～5 分钟。

（8）医师或家属协助患者站立，见图 3-3-6。

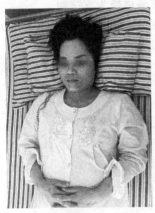
低枕平卧

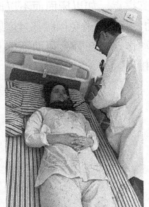
平卧佩戴颈围，颈围适当充气

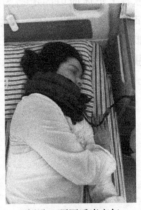
侧卧，颈围适当充气

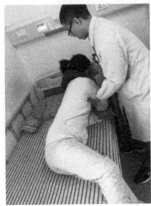
固定颈部，协助侧卧起床

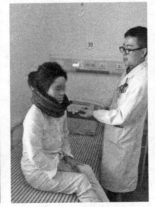
再次充气，调整颈围高度

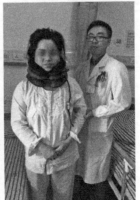
协助站立

图 3-3-6　颈椎间盘微创术后下床方式

2. 患者上下床尽量以固定物为支撑点，最好以床面而不以床旁桌椅为支撑物。

3. 由于此起床方法可使躯体轴式移动，从而避免颈部过度屈伸、侧屈、旋转等致颈椎扭曲风险。

4. 如患者难以单独完成下床动作，可在他人帮助下，以上述同样方式下床。

五、腰椎间盘微创术后上下床方式

腰椎间盘微创术后患者在卧床期间，如果上下床方式掌握不对，易使腰椎扭伤，影响治疗效果，甚至出现并发症。正确的方法如下：

1．患者下床的程序和步骤

（1）首次下床必须在医师的指导下进行。

（2）医师或家属协助患者佩戴好腰围。

（3）患者屈髋屈膝将双肘支撑使身体小心地向健侧轴式翻至侧卧位，即健侧在下。

（4）双膝关节半屈曲位，尽量靠近床沿。

（5）双小腿在床边垂下，上位上肢手掌撑于床面，下位上肢肘关节屈曲，渐次使前臂、手掌撑于床面。

（6）首次在医师或家属的协助下，利用上肢的力量将上半身撑起，患者坐于床沿，双腿下垂。

（7）静坐 3～5 分钟。

（8）医师或家属协助站立。

2．患者上下床应以固定物为支撑点，如以床面而不以床旁桌椅为支撑物。

3．如此起床可使躯体轴式移动，有助于避免因腰部过度屈伸、侧屈、旋转等致其扭伤的风险。

4．如患者难以单独完成下床动作，可在旁人帮助下按上述程序和步骤下床。

5．患者上床动作要领与下床相反。

第4章
手术后疼痛的护理

第1节　手术后疼痛的概述

一、手术后疼痛的定义及分类

手术后疼痛简称术后痛，指机体受到手术刺激后发生的一种痛觉反应，是临床最常见并需处理的急性疼痛。术后痛如果早期未被充分控制，则可能发展为慢性手术后疼痛。手术后疼痛按疼痛部位大致可分为切口痛、躯体痛与内脏痛。

二、手术后疼痛对机体的影响

手术引起的中、重度疼痛，无论疼痛在什么部位，几乎都可对机体所有的器官功能产生影响，对手术的恢复极为不利。

1. 呼吸系统　疼痛可使二氧化碳生成增加，对于合并肺部疾病的患者，特别是胸部和腹部的疼痛，由于被动的制动，胸、腹部活动减弱，使潮气量和功能残气量下降，从而促使肺不张发生、肺内分流增加和低氧血症。另外，由于患者恐惧疼痛，不愿咳嗽和活动，导致排痰不力，妨碍肺功能恢复。

2. 心血管系统　主要表现为血压升高、心率加快、外周血管阻力增加。心功能正常时，疼痛可使心排血量增加，而对左室功能减弱的患者，可使心排血量下降。另外，由于疼痛增加了心肌耗氧量，可加重心肌缺血。

3. 消化泌尿系统　疼痛引起交感神经紧张性增加，可使胃肠系统和泌尿系统蠕动减弱，导致肠麻痹或尿潴留，引起恶心、呕吐和便秘。肠胀气还可对肺功能恢复造成不利影响，使肺活量降低。

4. 凝血系统　应激可使血小板凝聚功能增加，纤溶降低，使术后患者的血液处于高凝状态。

5. 内分泌系统　应激可使促进分解代谢的激素分泌增加，如儿茶酚胺、皮质醇和胰高血糖素等；促进合成代谢的激素分泌减少，如胰岛素和睾酮等，导致患者创伤后负氮平衡和脂肪分解增加。皮质醇、肾素 - 血管紧张素和抗利尿激素的增加还会导致水、钠潴留并继发细胞外间隙扩张。

6. 免疫系统　应激对患者的细胞免疫和单核 - 吞噬细胞系统有抑制作用，是创伤后容易并发感染的原因之一。

7. 精神心理：对急性疼痛的最常见反应是焦虑和睡眠障碍，长期疼痛还会产生抑郁等。

三、术后镇痛的意义

1. 提高患者的舒适度及满意度。
2. 缩短术后恢复时间。
3. 加速患者功能恢复。

第 2 节　术后镇痛模式

一、预防性镇痛

预防性镇痛是在超前镇痛的基础上提出的新概念。超前镇痛是指在开始手术之前就给予镇痛药物，阻断组织损伤引起的伤害性传入冲动达到中枢神经系统，阻止或减弱中枢敏化，消除或减轻术后疼痛。这一治疗措施的理论依据是手术时组织损伤可引起外周敏化和中枢敏化，而术前使用镇痛药物则可以预防外周敏化和中枢敏化。超前镇痛的方法很多，包括损伤部位和局部浸润、神经阻滞、区域阻滞及预先使用 NSAIDs、阿片类药物及 NMDA 受体拮抗剂（如氯胺酮）等。但超前镇痛的有效性一直存在争议。预防性镇痛则是主张在疼痛发生前使用镇痛措施，不应仅限于手术之前，而且要贯穿于围术期全程。其方法是采用持续的、多模式的镇痛方法，达到消除手术应激创伤引起的疼痛，并防止和抑制中枢及外周的敏化。

二、多模式围术期镇痛

1. 多模式围术期镇痛　指在整个围术期联合应用作用不同的镇痛药、辅助药和镇痛技术，以应对不同机制产生的术后疼痛，达到最佳的减轻术后疼痛的疗效。多模式镇痛的原则包括：①术前、术中、术后镇痛；②多水平镇痛，即包括末梢、外周神经、脊髓水平，大脑皮质镇痛；③使用多种药物和镇痛技术；④联合方案中各种药物、技术的选择，充分利用各自的优点，避免缺点，注意平衡，使患者能早日活动、早日恢复肠道营养，缩短住院时间。

2. 多模式围术期镇痛的主要方式　以神经阻滞复合非甾体消炎药（NSAIDs）（无禁忌时）作为基础镇痛，重度镇痛时加用不同剂量的阿片类药物，以及非药物镇痛方法。如：①硬膜外镇痛联合口服和肌内注射止痛药如 NSAIDs、曲马多等；②区域阻滞联合口服和肌内注射止痛药；③区域阻滞联合静脉 PCA；④术前口服或肌内注射止痛药，术中静脉给予止痛药，术后硬膜外或静脉 PCA。

第 3 节　术后镇痛的原则与流程

一、术后镇痛的原则

1. 应在稳定患者重要脏器功能的前提下，提供完善的镇痛措施，最大限度地减少患者的痛苦和改善其重要脏器的功能。

2. 手术后应用镇痛药物期间，应首先注意观察和检查手术局部情况，明确疼痛发生的原因。

3. 根据手术部位和性质，预计术后疼痛较剧的患者，在麻醉药物作用未完全消失前，应主动预防给药，如硬膜外隙预先置管保留，手术结束时向硬膜外隙注入长效局麻药或麻醉性镇痛药。

4. 当患者术后疼痛评分≥4 分时，应及时选择药物或非药物镇痛疗法给予镇痛处理，把疼痛评分控制在<4 分的水平。

5. 术后应用镇痛药时，应首先采用非麻醉性镇痛药和镇静药联合应用，视镇痛效果而后决定是否用麻醉性镇痛药。

6. 应选用毒性低，对生理指标影响小、药物依赖性较低的镇痛药物，用药期间注意观察生命体征的变化。

二、术后镇痛流程（图 4-3-1）

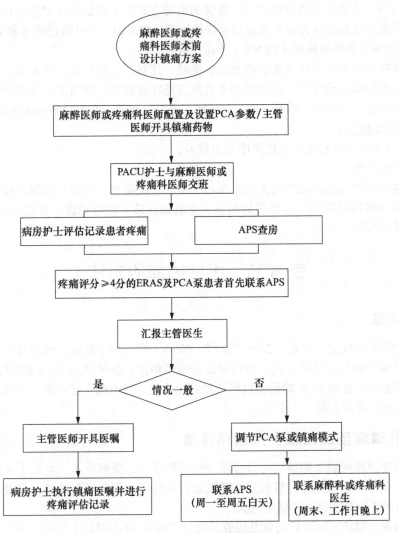

图 4-3-1　术后镇痛流程

第4节　术后镇痛常用药物

临床上常用的术后镇痛药物有局部麻醉药、非甾体抗炎药（NSAIDs）和阿片类药物等。

（一）非甾体抗炎药

非甾体抗炎药（NSAIDs）是一类具有解热、镇痛、绝大多数还兼有抗炎和抗风湿作用的药物。

（二）阿片类药物

疼痛治疗经过几十年的发展，阿片类药物依然是治疗中至重度疼痛的最为重要的药物。手术后全身应用阿片类药物要维持血药浓度稳定在治疗范围内。治疗范围内的血药浓度是指从药物发挥镇痛作用至出现药物毒性作用之间的浓度。全身应用阿片类药物的原则：首先给予足量的阿片类药物，以达到有效镇痛的血药浓度，然后间断规律小剂量给药，以维持稳定的最低有效镇痛血药浓度。

阿片类药物作用于全身镇痛的给药途经有：口服给药，直肠给药，透皮给药，舌下黏膜给药及皮下、肌内、静脉注射或连续给药。传统的给药方式多采用肌内注射间断给药。目前多采用的术后阿片类药物镇痛的方法是患者自控静脉镇痛（PCIA），也可通过蛛网膜下隙（PCSA）、硬膜外隙（PCEA）和外周神经（PCNA）等途径给药。

阿片类镇痛药的不良反应主要包括恶心、呕吐、便秘、组胺释放、瞳孔收缩、尿潴留和呼吸抑制等。在术后镇痛治疗时，最危险的不良反应是呼吸抑制，故对所有用药患者，尤其是在术后期间，应监测呼吸频率、深度、模式和脉搏、血氧饱和度，必要时采用纳洛酮进行对抗。

（三）其他镇痛药

NSAIDs 及阿片类药物在术后镇痛中应用较多。

（四）辅助药物

术后镇痛常用的辅助药物作用为防止恶心、呕吐、便秘等，因此在镇痛过程中可以合用抗组胺药物，以及缓泻药物等。具体药物包括：甲氧氯普胺、昂丹司琼、托烷司琼、氟哌利多、地塞米松和番泻叶等。

第 5 节　术后镇痛的方法

一、静脉镇痛

自 20 世纪 70 年代起，患者自控静脉镇痛（PCIA）被应用于临床，经过几十年的发展被认为是阿片类镇痛药的最佳给药方式。与传统按需镇痛相比，静脉 PCA 能提供更好的镇痛效果，提高患者的满意度。静脉 PCA 的药物以阿片类药物为主，适当配合镇静药、止吐药，最常用的是吗啡、芬太尼、舒芬太尼。

二、硬膜外镇痛及蛛网膜下隙给药镇痛

硬膜外镇痛及蛛网膜下隙镇痛可以应用于胸外科手术、腹部手术、盆腔手术以及下肢手术的术后镇痛。硬膜外置管是将导管放置在腰段硬膜外隙或者胸段硬膜外隙，通过导管给予局麻药物或者联合给予阿片类药物的镇痛方式。

单次蛛网膜下隙给予阿片类药物及局麻药物可以提供 24 小时以上的镇痛效果。单次蛛网膜下隙镇痛花费时间与硬膜外置管相似，但不需要术后针对硬膜外置管的护理措施，可作为唯一的或辅助的术后镇痛方法。通常只应用于在蛛网膜下隙麻醉下手术的患者。

三、周围神经阻滞

随着超声和神经刺激定位仪的广泛应用，神经阻滞的准确性有了很大提高，凡是手术创伤部位的支配神经可以被阻滞的，均建议应用，因为周围神经阻滞是镇痛效价比最高、副作用相对少的镇痛方法，如末梢神经浸润阻滞、臂丛神经阻滞、肋间神经阻滞、腰丛神经阻滞等多种方法。多用于大的血管重建、再植手术或关节手术，或用于不适合椎管内麻醉患者（如抗凝患者）的术后镇痛。

选用长效、毒性低、对神经影响小的局麻药，也可联合镇定类药物使用。

四、非药物镇痛

1. 经皮电刺激。
2. 针刺疗法。

3．心理治疗。

4．其他如冷、热敷等物理治疗。

第 6 节　术后疼痛的管理

一、术后疼痛管理的目标

1．最大程度镇痛　即刻镇痛，无镇痛空白期；持续镇痛；避免造成突发性疼痛；防止急性疼痛转变为慢性疼痛。

2．最小的不良反应　无难以耐受的不良反应。

3．最佳功能　尽可能降低疼痛所致的生理、心理不利影响，同时达到在安静、运动时镇痛，促进机体恢复和功能改善。

4．最优质的生活质量和患者满意度。

二、术后疼痛管理的模式

术后疼痛管理涉及麻醉科或疼痛科、外科、护理等多个学科的医务人员，只有加强团队协作，才能实现最佳镇痛效果。成立全院性以麻醉医师或疼痛科医师为主，包括外科医师和护士参加的急性疼痛管理组织（APS），能有效提高术后镇痛质量。APS 工作范围和目的包括：①治疗术后痛、创伤和分娩痛，评估和记录镇痛效应，处理不良反应和镇痛治疗中的问题；②推广术后镇痛必要性的教育和疼痛评估方法，既包括团队人员的培养，又包括患者教育；③提高手术患者的舒适度和满意度；④减少术后并发症。

良好的术后疼痛管理是保证术后镇痛效果的重要环节，在实施时应强调个体化治疗。APS 小组不但要制订疼痛策略和方法，还要落实其执行，检查所有设备功能，评估治疗效果和副作用，按需做适当调整，制作表格来记录术后镇痛方法、药物配方、给药情况、安静和运动（如咳嗽、翻身、肢体功能锻炼时）的疼痛评分（VAS 或 NRS 法）、镇静评分及相关不良反应。

三、术后疼痛的评估

疼痛评估是疼痛治疗的基础，也是提高疼痛控制满意度的前提，只有基于规范的疼痛评估，才能采取及时有效的镇痛措施，促进最佳术后康复。具体疼痛评估方法参照本书第 2 章疼痛评估与护理管理。

四、术后镇痛的护理

由 APS 小组麻醉护士负责手术后镇痛的随访，及时了解并记录镇痛效果和不良反应。作为第五大生命体征病房护士应该对患者的疼痛进行常规评估，对常见镇痛药物、给药途径及给药方法均应掌握。

五、术后镇痛宣教

护士到病房巡视时应主动向患者、家属宣传手术后镇痛的重要性，介绍有关疼痛治疗的知识。与各科室主管医师、护士长保持联系，随时交流术后镇痛治疗情况，征求病房意见，改进技术。

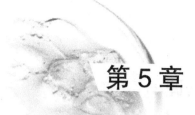

第5章

癌症疼痛的护理

第1节　癌痛的病因、评估与诊断

癌症疼痛（癌性疼痛）指癌症、癌症相关性病变及抗癌治疗所致的疼痛。疼痛是肿瘤患者最常见却又最难控制的症状之一。据世界卫生组织（WHO）统计，全世界每年有1000万新发癌症患者，600万人死于癌症，其中50%～80%的癌症患者有不同程度的疼痛，严重影响患者的精神、心理、躯体功能、社会活动与生活质量，70%的晚期癌症患者以疼痛为主要症状。因此，控制癌症患者的疼痛越来越受到人们的重视，加强癌症疼痛规范化管理已成为全球医疗界研究的热点问题。

一、癌痛的病因与分类

（一）癌痛的病因

癌痛是多种原因形成的一个复杂的、反复出现的过程。目前认为有3种引起癌痛的原因，即癌症发展直接造成的疼痛、诊断和治疗癌症引起的疼痛、癌症患者并发疼痛性疾病。

（二）癌痛的分类

按病理生理学机制主要分为伤害感受性疼痛和神经病理性疼痛。

（1）伤害感受性疼痛是因有害刺激作用于躯体或脏器组织，使该结构受损而导致的疼痛。伤害感受性疼痛与实际发生的组织损伤或潜在的损伤相关，是机体对损伤所表现出的生理性痛觉神经信息传导与应答的过程。

（2）神经病理性疼痛是由于外周神经或中枢神经受损，痛觉传递神经纤维或疼痛中枢产生异常神经冲动所致的疼痛。

二、癌痛的评估与诊断

癌症疼痛评估是合理、有效进行镇痛治疗的前提，其主要目的是分析病因，做出正确诊断，为制订治疗方案提供依据。癌痛评估应当遵循"相信患者的主诉、常规、量化、全面、动态"的评估原则。

（一）评估的原则

1. 相信患者的主诉　疼痛是患者的一种主观感受，医护人员应该主动询问癌症患者的疼痛病史，相信患者疼痛感受，鼓励患者充分讲述疼痛的感受及与疼痛相关的病史，并鼓励患者积极参与疼痛评估。

2. 常规评估　指将疼痛评估作为"第五大生命指征"进行评估，医护人员应主动询问癌症患者有无疼痛，评估疼痛病情，并进行记录。住院患者的首次疼痛评估应当在入院8小时内完成评估。对于经筛查有疼痛症状的癌症患者，应当将疼痛评估列入护理常规监测和记录的内容。

3. 量化评估　指使用疼痛评分量表等量化标准评估患者疼痛程度，需要患者密切配合。量化评估疼痛时，应当重点评估最近24小时内患者最严重和最轻的疼痛强度、平均的疼痛强度以及目前的疼痛强度。首次量化评估应当在患者入院评估时经筛查存在疼痛即刻完成。癌痛量化评估通常使用视觉模拟评分量表（VAS）、数字评分量表（NRS）评估。

4. 全面评估　指对癌症患者的疼痛病情进行全面评估，包括疼痛程度、病因及类型（躯体性、内脏性或神经病理性），疼痛部位、疼痛发作情况（疼痛性质、加重或减轻的因素），镇痛治疗情况，重要器官功能情况，心理精神情况，家庭及社会支持情况，以及既往史。

5. 动态评估　指持续、动态评估癌症患者的疼痛变化情况，包括疼痛强度、性质、部位、发生与持续时间，爆发性疼痛发作情况，疼痛减轻及加重因素，以及镇痛治疗的不良反应等。动态评估对于药物镇痛治疗剂量滴定尤为重要。

（二）癌痛评估的方法

用于评估癌痛程度的评估方法与慢性疼痛程度的评估方法一样（详见第 2 章疼痛评估与护理管理）。

（三）癌痛的诊断

癌痛的诊断并不困难，完整的癌痛诊断包括：癌症诊断、疼痛原因（身体和心理 - 社会因素）、部位和性质、疼痛程度。疼痛部位是诊断的重要线索，也是患者关注的重点。疼痛部位是病变部位的，多为躯体性疼痛或末梢神经介导的疼痛；而疼痛的部位不是病变部位的，多是内脏性疼痛、中枢性疼痛或神经病理性疼痛，应当依据神经分布和内脏神经反射的区域来寻找病变部位。如腰椎转移引起的下肢疼痛、肝脏和胰腺肿瘤或转移引起的胸背部疼痛；如果累及交感神经系统则临床表现更为复杂，需要进一步的鉴别诊断。肿瘤的性质和治疗经过对癌痛的发生和发展也有一定的影响，有些肿瘤容易发生不同部位的转移，如乳腺癌、肺癌、前列腺癌容易发生骨转移；消化系统肿瘤容易出现局部压迫和淋巴结转移，造成梗阻和缺血。影像学检查有助于肿瘤转移的诊断和确定解剖部位；骨转移的诊断主要依据影像学诊断，敏感性和特异性较高的有 CT 和 MRI；放射性核素骨扫描（ECT）是发现骨转移的敏感方法，但特异性不高，可作为骨转移的筛选检查。疼痛的性质，可用于区分疼痛来源于机体何种组织，（详见第 1 章疼痛的分类）。而疼痛的程度，一方面可以判断癌症的分期，往往晚期癌症疼痛程度都很严重；另一方面可用于判断治疗的效果，如果疼痛由重减轻，说明治疗是有效的。

第 2 节　癌痛的治疗

一、癌痛的治疗原则与目标

（一）癌痛的治疗原则

癌痛的治疗原则：①首先应进行全面、系统的疼痛评估；②按镇痛药物科学合理地选择与应用；③预防和处理药物引起的不良反应；④当药物治疗无效或效果不佳时，选择合适的非药物治疗方法。

（二）癌痛治疗的目标

癌痛治疗的目标是持续、有效地缓解疼痛，限制药物的不良反应，降低疼痛及治疗所致的心理负担，提高生活质量。有效控制疼痛的标准：①疼痛强度≤3 或者达到 0；② 24 小时爆发痛次数≤3；③ 24 小时需要解救药的次数≤3；④或者达到：无痛睡眠、无痛休息、无痛活动。

二、癌痛的药物治疗

癌痛是可以控制的，药物是控制和治疗癌痛最基本、最主要的治疗方法。据临床统计，70%～90% 的癌痛口服药物可以得到有效控制。药物治疗具有显效快、疗效好、作用肯定、安全性高和经济等优点，普遍为癌痛患者所接受。

（一）癌症三阶梯镇痛治疗原则

1982年，WHO癌症疼痛治疗专家委员会经过科学论证后达成共识，一致认为合理使用现有的药物和知识，可以控制大多数癌症患者的疼痛。1986年，WHO发布《癌症三阶梯镇痛治疗原则》，建议在全球范围内推行癌症三阶梯镇痛治疗方案。1990年我国原卫生部与WHO癌症疼痛治疗专家委员会的专家合作，正式开始在我国推行WHO癌症三阶梯镇痛治疗方案。大量的国内外临床实践证明，严格按照"三阶梯疗法"原则进行规范化治疗，可以有效地缓解和控制癌症患者的疼痛，提高其生活质量。"三阶梯治疗法"的五个基本原则是：①首选无创（口服、透皮等）给药；②按阶梯给药；③按时给药；④个体化给药；⑤注意具体细节。

1. 首选无创（口服、透皮等）给药

（1）口服药物：无创、方便、安全、经济。

（2）其他无创性给药途径：透皮贴剂、直肠栓剂、口腔和鼻黏膜喷剂和口含服剂等。

2. 按阶梯给药　选择镇痛药物应根据控制疼痛的需要逐渐由弱到强。根据WHO癌症疼痛治疗指导原则，人为地根据镇痛药物作用的强度和性质将镇痛治疗方案划分为三级阶梯，规范用药，增强了镇痛效果，减轻了不良反应，提高了患者对镇痛药物的依从性。WHO经典的三阶梯用药方案如下。

（1）轻度疼痛：主要用非甾体抗炎药（NSAIDs），为第一阶梯用药，必要时加其他辅助药物。

（2）中度疼痛：主要用弱阿片类药物，为第二阶梯用药，必要时加NSAIDs或其他辅助药物。

（3）重度疼痛：主要用强阿片类药物，为第三阶梯用药，必要时加NSAIDs或其他辅助药物。

3. 按时给药　根据时间药理学原理，按时用药能维持平稳、有效的血药浓度，有利于持续有效地镇痛，减少药物的不良反应。

4. 个体化给药　癌痛个体对麻醉性镇痛药的剂量、疗效、不良反应有较大的差异，因此需要个体化选择药物，个体化滴定药物剂量。

5. 注意具体细节　强调癌痛治疗前，应有一定的时间对患者及其家属进行癌痛治疗的知识宣教，主要内容：有癌痛应及时镇痛；用于癌痛的阿片类药物不会"成瘾"；如何进行疼痛程度的评估；了解镇痛药物的作用与不良反应及其处理；如何提高用药依从性等。注意具体细节的目的是监测用药效果及不良反应，及时调整药物剂量，提高镇痛治疗效果，减轻不良反应的发生。

（二）常用镇痛药物的选择

首先，按疼痛强度选择相应阶梯的镇痛药（NSAIDs、阿片类药物或其复方制剂）同时滴定剂量。所谓滴定剂量，就是用药时由小量到大量直至达到有效的血药浓度，目的是测定该患者所需镇痛药的适宜剂量。然后，根据疼痛类型、部位、性质选用辅助药。

1. NSAIDs　用于轻度疼痛，尤其适用于合并骨及软组织癌转移性疼痛，也可联合阿片类药物用于中、重度癌痛。常用的药物：双氯芬酸钠及选择性COX-2抑制药塞来昔布等。当其剂量已接近限制剂量而疗效不佳时，再增加剂量已无临床意义，反而会增加不良反应的发生，故应改用或合用阿片类药物，如第二阶梯药物曲马多。

NSAIDs常见的不良反应有：消化性溃疡、消化道出血、血小板功能障碍、肾功能损伤、肝功能损伤等。其不良反应的发生，与患者的年龄、用药剂量、使用持续时间等密切相关，应注意防治。

2. 阿片类镇痛药　用于中、重度疼痛。应根据患者的疼痛程度、身体状况和个体需要选择不同的药物。中度癌痛，可选用第二阶梯弱阿片类药物或其复方制剂；如原来已用过弱阿片类药物，或效果不佳，可改用第三阶梯强阿片类药物，如吗啡、羟考酮和芬太尼。重度癌痛，如一般情况尚可，或原来已用过弱阿片类药物，可直接应用吗啡片进行滴定。

阿片类药物常见的不良反应有便秘、恶心、呕吐、瘙痒、头晕等。除便秘外，阿片类药物的不良反应大多是暂时性或可耐受的。应把预防和处理阿片类镇痛药不良反应作为镇痛治疗计划的重要组成部分。恶心、呕吐、头晕等不良反应，大多数出现在未使用过阿片类药物患者的用药最初几天。初用阿片类药物的数天内，可考虑同时给予止吐药以预防恶心、呕吐；如无恶心症状，则可停用止吐药。便秘症状通常会持续发生于阿片类药物镇痛治疗全过程，多数患者需要使用缓泻药防治便秘。当出现过度镇静、精神异常等不良反应，需要减少阿片类药物用药剂量。用药过程中，应当注意肾功能不全、高钙血症、代谢异常、合用精神类药物等因素的影响。

3．辅助用药　辅助用药具有辅助镇痛作用，适用于三阶梯治疗中任何一个阶段，有骨转移性疼痛、神经病理性疼痛者尤应使用。辅助用药可增强治疗、减少阿片类镇痛药用量及不良反应，改善终末期癌症患者的其他症状。辅助用药的剂量按药品说明书使用，但用药次数以 1～2 次／日为好。常用的辅助药物：①糖皮质激素：泼尼松、地塞米松；②抗抑郁药：阿米替林、去甲替林；③抗惊厥药：加巴喷丁、普瑞巴林；④ NMDA 受体拮抗药：如氯胺酮；⑤ α_2 肾上腺素能受体激动药：如可乐定；⑥抗焦虑的苯二氮䓬类：如地西泮（Diazepam），但地西泮有潜在药物依赖与停药惊厥危险，不鼓励长期使用。

三、癌痛的神经阻滞与介入治疗

多数癌痛患者严格按三阶梯治疗原则治疗后，疼痛往往得到明显的控制。但是，临床上仍有 10%～30% 的癌痛患者因镇痛效果不满意，或因不能进食，或有药物禁忌证，或不能耐受镇痛药等，无法充分接受"三阶梯方案"的治疗，需要使用三阶梯以外的治疗方法，如神经阻滞治疗、神经调控治疗和介入治疗等。

（一）神经阻滞疗法

1．外周神经阻滞　外周神经阻滞常用药物为长效局部麻醉药、神经破坏药，也有使用医用三氧（O_3）或超氧化水治疗，但远期效果仍在评估之中。

2．硬膜外神经阻滞　根据疼痛部位选择相应的穿刺点，可单次注药，亦可留置硬膜外导管行间断或连续注药或使用患者自控硬膜外镇痛（PCEA）方法给药。

3．蛛网膜下隙神经阻滞　用药同外周神经阻滞。目前临床上多使用由电脑程序控制的镇痛泵，经蛛网膜下隙连续给药进行持续镇痛。

4．交感神经阻滞　星状神经节阻滞常用于头颈部癌痛的治疗；腹腔神经丛或内脏大小神经阻滞多用于腹部癌痛的治疗；腰交感神经节阻滞则用于下肢癌痛的治疗。交感神经阻滞用于癌痛治疗其效果优于周围神经阻滞。

（二）神经射频治疗

可选用脉冲射频和连续射频对支配疼痛区域的神经进行调制或热凝毁损。

（三）脊髓电刺激疗法

脊髓电刺激疗法（SCS）最初用于治疗慢性顽固性神经源性疼痛，目前也越来越多地应用于癌痛的治疗。

（四）鞘内给药系统疗法

鞘内给药系统（IDDS），临床上简称脊髓吗啡泵，是治疗癌症疼痛和慢性顽固性疼痛的终极方法之一，对许多其他镇痛方法不能缓解的疼痛，该方法具有较理想的疗效。IDDS 安装技术与蛛网膜下隙神经阻滞的穿刺技术相同，当蛛网膜下隙穿刺成功后，将一特殊导管一端放置于蛛网膜下隙，另一端通过皮下隧道方式与系统的可编程自动给药泵连接，然后植入患者皮下，泵内有储药器，可储存吗啡、氢吗啡酮、芬太尼、舒芬太尼、丁派卡因等药物。泵的输注系统可自动将药液经导管持续、缓慢、匀速地输注到蛛网膜下隙的脑脊液中。这种方法使微量药物即可产生令人满意、有效的镇痛效果，以吗啡为例，口服用药与蛛网膜下隙用药之比为300：1，极大地减少了大量口服药物带来的不良反应。储药器可反复加药，同时可使用体外遥控器来调节药液的速度。

四、癌痛的 PCA 治疗

患者自控镇痛（PCA）是 20 世纪 70 年代初由 Sechzer 提出了一种新的镇痛治疗方法。PCA本质上是给药方式的改变，以适应患者的用药个体差异，同时能维持最低有效镇痛药物浓度，提高阵痛效果，减少不良反应。PCA 最初用于手术后疼痛的治疗，近年来也越来越广泛地应用于癌痛患者的治疗。

（一）适应证

PCA 在癌症疼痛患者应用的适应证主要包括两方面，即患者不能经口服用药，或可口服药物，但已不能有效地控制疼痛，具体有以下几种情况。

1. 吞咽困难和胃肠道功能障碍　吞咽困难常常是由舌癌、下颌骨癌、食管癌、喉癌等导致上消化道梗阻，患者不能经口进食和服药。胃肠道功能障碍是由于胃癌、胰腺癌、直肠癌、结肠癌、肝癌等腹腔有广泛转移的晚期癌症患者，此时除有可能存在的消化道梗阻、恶心和呕吐外，也可能存在代谢吸收功能的紊乱。此外，有些患者既不能进食，胃肠道吸收功能也不好，如口腔癌腹腔转移者。

2. 难以控制的晚期癌痛　长期口服镇痛药产生的耐药性，是癌痛治疗中常常遇到的问题。此外，晚期癌症的复发转移使癌痛逐渐加重，此时口服药物已不能有效地缓解疼痛，常常需要调整治疗方案和联合其他治疗方法。

3. 口服阿片类药物不良反应明显，患者难以耐受　应用阿片类药物时，由于胃肠道功能紊乱而出现剧烈的胃肠道反应。另外，由于个体差异或体质衰弱，患者出现严重的不良反应难以忍受。还有极少数患者合并肺源性心脏病、肺内感染、支气管哮喘等疾病。吗啡等药物可能诱发胸闷、气喘、气短，甚至哮喘等不适症状。因此需要调整药物种类和给药途径。采用 PCA 的方法，经皮下或静脉途径给药，在控制疼痛的同时，能明显减少这些不良反应的发生。

4. 出现顽固性剧烈性神经痛　PCA 可以用于肿瘤侵犯神经丛导致的神经痛，如肺癌、乳腺癌锁骨上转移压迫臂丛神经，采取 PCA 进行持续臂丛神经阻滞，可以有效地控制疼痛，明显减少阿片类药物的使用，优于全身使用镇痛药的方法。

（二）给药途径及选择

1. 患者自控静脉镇痛（PCIA）　是应用最广泛、最重要的给药途径，可以方便地用于外周静脉和中心静脉。PCIA 还可以滴定出最低有效镇痛药物浓度的用药量，然后改用其他给药途径。PCIA 的适应证：①全身有两处以上疼痛，现有的镇痛方法不能有效地缓解疼痛的患者；②胃肠道功能紊乱且不能口服镇痛药物的患者；③生存期较短的晚期癌症疼痛患者；④癌症患者的急性疼痛，需紧急控制疼痛，可以通过静脉给药途径快速滴定镇痛，然后进行自控镇痛。

2. 患者自控皮下镇痛（PCSA）　多用于需长期胃肠道外给药的癌痛患者，其管理较静脉给药途径简便，并发症也较静脉途径少。PCSA 药物的生物利用度是静脉给药的 80%，临床上多经过静脉给药控制疼痛后，改用皮下给药途径。但应注意使用 PCSA 时应定期（7～10 天）更换皮下针头的放置位置，以免因吸收不良造成镇痛不足。此外，对皮下组织有刺激的镇痛药物，如哌替啶不能用于 PCSA。

3. 患者自控硬膜外镇痛（PCEA）　适用于头面部以外的癌痛患者，镇痛效果确切，节段性好，但硬膜外导管不易保留，也不能长时间保留是其不足之处。

4. 患者自控神经丛镇痛（PCNA）　是指通过神经丛鞘或神经根鞘给药的 PCA 方法，适用于治疗顽固性的、疼痛剧烈的神经源性疼痛，如经臂丛神经鞘行 PCNA 治疗上肢癌痛。

（三）常用药物及其组合

1. 吗啡　为首选的最常用的药物，可通过静脉、皮下及硬膜外隙途径给药。

2. 芬太尼　为近年来广泛应用于 PCA 途径的阿片类药物，适用于对吗啡产生耐药的癌痛患者，可见皮下、静脉、硬膜外隙或神经丛给药。

3. 罗哌卡因　为最常见的局部麻醉药，可通过硬膜外隙、神经丛给药。

4. 吗啡、芬太尼和咪达唑仑合用　适用于烦躁不安、不能入睡的患者。但应注意药量需逐渐增加，达到疗效后维持用药。

5. 吗啡和氯胺酮合用　适用于剧烈的顽固性癌症疼痛，尤其是合并有神经病理性疼痛的患者。使用时应注意控制氯胺酮的剂量，以免引起交感神经兴奋以及神志改变。

6. 阿片类药物与 NSAIDs 合用　如芬太尼和氟比洛芬酯用于 PCIA，两者合用，既可提高镇痛效果，又可减少阿片类药物的用量及其不良反应的发生。

7. 阿片类药物与局部麻醉药　如芬太尼和罗哌卡因，主要用于 PCEA 和 PCNA。临床研究表明，阿片类药物能增强局部麻醉药的镇痛作用。

8. 阿片类药物与其他辅助用药　如吗啡和止吐药昂丹司琼，可以减轻阿片类药物引起的恶心、呕吐。

五、癌痛的其他治疗

癌痛是全方位疼痛，需要综合防控。除上述治疗方法外，还有心理治疗、化学治疗、放射治疗以及激素治疗、物理治疗、中医中药治疗等。下面主要介绍心理治疗、化学治疗和放射治疗。

（一）心理治疗

1. 心理治疗（psychological treatment）　在癌痛治疗中占有极其重要的地位。据统计，大约 91.3% 的肿瘤患者存在不同程度的心理障碍，焦虑评分和抑郁评分均高于正常人。癌痛是患者身体与心理、社会因素的总和，故在治疗癌痛患者身体疼痛之前或同时，必须帮助患者解决心理和社会问题，才能取得良好的镇痛效果。

2. 常用治疗方法

（1）以语言为主的心理治疗：有支持性心理治疗和认知疗法。

（2）操作性的心理治疗：主要是指行为疗法，是以减轻或改善患者的症状或不良行为为目标的一类心理治疗技术的总称。

3. 适应证　无肿瘤直接造成的疼痛征象的患者；年老体弱的癌痛患者；镇痛药物不良反应严重的患者；严重癌痛的患者。

4. 常用于心理治疗的药物　①抗抑郁药，如阿米替林、三唑酮；②抗焦虑药，如地西泮、丙米嗪。

（二）化学治疗

根据不同的癌症，选择不同的化疗方案。如肝癌痛用氟尿嘧啶（5-FU）＋多柔比星（ADR）＋丝裂霉素（MMC）；肺癌痛用多柔比星（ADR）＋长春新碱（VCR）＋环磷酰胺（CTX）；胃肠道和胰癌痛用 20（S）- 原人参二醇（PPD）＋氟尿嘧啶（5-FU）＋依托泊苷（VP-16）；鼻咽癌和喉癌用 20（S）- 原人参二醇（PPD）＋丝裂霉素（MMC）＋氟尿嘧啶（5-FU）；宫颈癌痛用 20（S）- 原人参二醇（PPD）＋氟尿嘧啶（5-FU）。

（三）放射治疗

如体外远距离照射（外照射）和近距离照射（组织间放疗和腔内放疗）。

第3节　癌痛患者的护理和教育

桑得斯（Cicely Saunders）在20世纪60年代早期第一次使用了"Total pain（全方位疼痛）"的概念。它强调晚期癌症患者疼痛是多方面因素作用的结果，包括躯体、心理、精神和社会等多方面因素所致，是一种复杂性疼痛。此概念的提出有助于使医护人员认识到，疼痛患者除了镇痛需求外，还需人性化的关怀和社会帮助。

一、护士在癌痛管理中的作用

近年来欧美国家的疼痛研究发生了两次转变：一是从疼痛控制转变为疼痛管理；二是疼痛管理专业的组成人员从以麻醉医师为主体的模式转向以护士为主体的模式（nurse-based, anaesthetist-supervised model），护士在疼痛管理中独特的关键作用正日益显现出来。

1. 护士是患者癌痛状态的评估者

在治疗和照护过程中，护士与患者接触的时间最多，往往最先、最经常了解患者各种不适症状。目前，在一些发达国家的医院内，对患者镇痛的评价首先依赖于护士的观察和记录。

2. 护士是镇痛措施的具体落实者

在临床工作中，护士是镇痛措施的具体实施者。护士根据医嘱执行药物镇痛方法或者在自己的职权范围内运用一些非药物的方法为患者镇痛。

3. 护士是其他医务人员的协作者

护士对患者的疼痛评估记录可为医师诊断治疗提供重要的参考材料。护士参与疼痛治疗方案的制定和修订，以确保其合理化和个体化。疼痛专业护士除了协助医师完成各种常规治疗外，还要配合医师完成一些特殊镇痛操作，如神经阻滞等。

4. 护士是癌痛患者及家属的健康教育者和指导者

美国《癌症疼痛治疗临床实践指南》中指出："在医务人员的治疗计划中，应包括对患者和家属进行疼痛及其治疗方面的教育"。护士负责患者及家属疼痛相关知识的宣教，教育他们如何应用疼痛评估工具、如何表达疼痛，让那些不愿意报告疼痛、害怕成瘾、担心出现不良反应的患者解除疑虑和担忧，保证疼痛治疗的有效性，同时指导患者进行疼痛的自我管理。

5. 护士是癌痛患者权益的维护者

护士作为癌痛患者最密切接触者，要协助患者进行利弊分析，选择适合患者的镇痛措施。同时护士应承担疼痛管理质量的保证和促进的职责，在镇痛效果保证和镇痛措施使用安全等方面，应及时动态地进行监测，使患者的疼痛管理达到满意的效果。

二、癌痛患者的护理

1. 观察患者的意识、生命体征，了解患者基础疾病。

2. 选择合适的疼痛评分量表评估患者的疼痛部位、强度、性质、发生及持续时间、诱发缓解或加重的因素及伴随症状。

3. 评估患者的生活自理能力、跌倒和压疮等危险因素，落实安全护理措施、预防跌倒、压疮等发生。

4. 遵医嘱按三阶梯给药的原则，严密观察药物的不良反应，如便秘、恶心、呕吐、镇静、尿潴留和呼吸抑制等，及时报告医师，采取相应的处理。

5. 根据患者疼痛部位给予适当体位，急性期、病情较重、老年者应绝对卧床休息，保持病房环境安静整洁，保证患者充足的睡眠。

6. 鼓励患者进食含高蛋白、高维生素、高热量的清淡易消化食物，保持排便通畅。

7. 鼓励患者积极配合疼痛治疗，增强治疗信心，保持良好的生活习惯和心情，适当运动，劳逸结合，增强体质，提高生活质量。

8. 行神经阻滞（毁损）术、射频消融术、经皮椎体成形术、脊髓电刺激植入术、椎管内药物（鞘内吗啡）输注系统植入术的相关护理参照本书第 3 章疼痛科护理常规。

三、癌痛患者的教育

1. 告知

告知患者及家属疼痛一开始只是身体受到伤害所发生的警告信号，一旦伤害去除，疼痛也会相应消失，嘱患者树立战胜疾病的信心。

2. 健康教育

（1）时机：覆盖患者治疗全过程，包括入院宣传教育（宣教）、住院期间教育（给药前、给药中、给药后）、出院前指导、出院后随访及门诊复诊时。

（2）内容：广泛开展健康教育宣传，采用小讲课形式，发放健康教育资料进行健康教育。依据患者需求及临床中常见问题安排讲座内容，要求内容取材广泛，立题新颖，图文并茂，通俗易懂。选择临床经验相对丰富、表达能力较强的护士作为主讲人。每次讲座前认真组织、安排、通知，在讲座后接受咨询、发放相关健康教育材料，尽可能将健康知识传递给每一位癌症疼痛患者，总结、评价讲座效果。

3. 家属对癌症疼痛患者的日常护理

癌症疼痛折磨着许多患者，有的甚至成为患者最大的痛苦来源，也是亲人们最心疼、最不忍睹的。因此，在癌症疼痛治疗的过程中，为解除患者痛苦，患者家属耐心细致的家庭护理是十分重要的。在护理过程中，家人也必须了解和掌握护理活动的范围，要注意以下几点：

（1）正确评估患者疼痛，协助医务人员制定出合理的治疗方案。

（2）了解癌症疼痛治疗的基本原则。

（3）对患者进行教育及解释，改变患者对药物不良反应及耐受性的错误认识，鼓励患者享受人的尊严及权利。

（4）向患者说明接受治疗的效果，帮助患者了解疼痛产生的原因、服用药物及服药时间，告诉患者必须服用药物的原因，以及药物有可能产生的不良反应及其防治，如便秘。

（5）帮助患者正确用药，根据患者具体情况，选择合适的药物及用药方法，尽量避免在患者休息时用药。

（6）评估治疗方法对减轻疼痛的效果，及时地向医师报告，提出合理的建议，以便跟进调整治疗方案。

（7）对于伴随癌症疼痛而来的恐惧和焦虑，家人需用心理学知识帮助患者克服这些障碍，给患者以安慰、解释及鼓励，使其从精神上摆脱对疼痛的恐惧，对生活重新充满希望。

4. 家属对癌症疼痛患者的心理护理

（1）疏泄和安慰：主动热情关心患者，抽一定时间陪伴患者，倾听其诉说心中的焦虑，同时给予安慰，安慰要恰到好处，既强调有希望的方面，又不能过于乐观。

（2）正确引导患者认识癌症，使其认识到癌症并非不可战胜，癌症也是"慢性病"，树立积极治疗和战胜癌症的信心。

（3）死亡教育：对不同年龄、性格、文化水平、社会经历、病程长短的患者采取不同的教育方式和教育内容，帮助患者正确认识生、老、病、死这一自然规律，认识到生命的真正价值在于质量，最终达到帮助患者摆脱对死亡的恐惧和不安、平静面对死亡的目的。

（4）注意为癌症疼痛患者创造轻松、热情的氛围，让患者能像正常人一样融入社会，鼓励患者克服孤独、绝望等不良情绪，积极参加各种社区活动，努力为家庭和社会做些力所能及的事情，让参与和奉献的快乐缓解身体的疼痛。

四、癌痛随访制度

建立出院癌症疼痛患者随访制度，做好随访记录。一般在患者出院后1周、2周、1个月进行电话随访；行椎管内药物输注系统植入术及电刺激植入术患者在出院后1周、2周、1个月进行电话随访，1个月后每月家访一次，指导患者居家时的疼痛评估、用药、镇痛泵、电刺激器及管道护理，建议患者按时复诊。

第4节　临终关怀护理

一、心理护理

1. 尽量为患者与家属提供一个安静的环境，让家属与患者多些时间在一起，使患者得到心理满足。

2. 事先向家属说明临终阶段患者的征象和症状，对家属给予支持和关怀。

3. 指导家属给予患者心理支持，并参与患者的护理。

二、躯体支持性护理

1. 神经系统与循环方面

（1）评估患者意识：意识是否异常改变，如嗜睡、意识模糊、昏睡、昏迷等。

（2）评估患者的肌肉状态：有无大小便失禁、吞咽困难、能否维持良好舒适的功能体位、是否有肢体软弱无力、能否进行自主躯体活动、脸部外观改变呈"希氏面容"（面肌消瘦、面部呈铅灰色、眼眶凹陷、双眼半睁半滞、下颌下垂、嘴微张）等。

（3）评估患者的循环功能：有无皮肤苍白、湿冷、大量出汗，四肢发绀、斑点，脉搏细速而不规则，逐渐变弱消失，血压降低甚至测不出，心脏搏动异常最后消失。观察临近死亡的体征：各种反射是否消失，肌张力是否减退、丧失，观察脉搏、血压、呼吸、皮肤色泽和温度等。

（4）观察体温、脉搏、呼吸、血压、皮肤色泽和温度，患者四肢冰冷不适时，应加强保暖，必要时给予热水袋。

（5）维持良好、舒适的体位，定时翻身，更换体位，避免某一部位长期受压，促进血液循环；大小便失禁者，注意会阴、肛门附近皮肤的清洁、干燥，必要时留置导尿；大量出汗时，应及时擦洗干净，勤换衣裤，床单保持清洁、干燥、平整、无碎屑，以防压疮发生。

（6）做好口腔护理，晨起、餐后、睡前协助患者漱口，保持口腔清洁卫生；口唇干裂者可涂石蜡油，有溃疡或真菌感染者酌情涂药；口唇干燥者可适量喂水，也可用湿棉签湿润口唇或用湿纱布覆盖口唇。

2. 胃肠道方面

（1）评估患者的胃肠道功能：有无恶心、呕吐、食欲不振、腹胀、便秘、脱水和口干等。

（2）保证营养与液体的供给：按患者的习惯，一般能进食者给予含高蛋白、高热量、高维生素，清淡、易消化食物，少量多餐；不能进食者静脉补充营养；加强监测，观察患者电解质指标及营养状况。

3. 呼吸方面

（1）观察患者的呼吸功能：有无出现呼吸频率由快变慢，呼吸深度由深变浅，鼻翼翕动、潮式呼吸、张口呼吸，有无痰鸣音，呼吸时有无鼾声。

（2）保持室内空气新鲜，定时通风换气。神志清醒者，取坐位或半卧位，改善通气，以患者自觉舒适为原则；昏迷者，采用仰卧位（头偏向一侧）或侧卧位，防止呼吸道分泌物误入气管引起窒息或肺部并发症。必要时使用吸引器吸出痰液，保持呼吸道通畅。

（3）视呼吸困难程度给予吸氧，纠正缺氧状态，改善呼吸功能。

4. 感觉知觉方面

（1）观察患者的感觉和知觉。视觉是否逐渐减退，由视物模糊发展到只有光感；眼睑是否干燥、分泌物是否增多。

（2）提供合适的环境：环境应安静、空气新鲜、通风良好、有一定的保暖设施、适当的照明，避免临终患者视物模糊产生害怕、恐惧心理，增加安全感。

（3）及时用湿纱布拭去眼部分泌物，如患者眼睑不能闭合，可涂金霉素、红霉素眼膏或覆盖凡士林纱布，以保护眼角膜，防止角膜干燥发生溃疡或结膜炎。

（4）可采用触摸患者等非语言交流方式，配合柔软温和的语调、清晰的语言交谈，使临终者感到即使在生命的最后时刻，也并不孤独。

5. 疼痛方面

（1）观察患者的疼痛：有无烦躁不安、血压及心率改变、呼吸变快或减慢、瞳孔放大、不寻常的姿势和疼痛面容（五官扭曲、眉头紧锁、眼睛睁大或紧闭、双眼无神、咬牙）等。

（2）鼓励患者放松心情，按癌症疼痛三阶梯镇痛原则应用镇痛剂。提供定时、定量、个体化治疗，及时根据疼痛情况调整用药剂量，同时配合非药物镇痛，如放松、按摩等。

三、注意事项

1. 临终关怀中护理操作要娴熟、准确、轻柔。

2. 护理中应避免在患者周围窃窃私语，以免增加患者的焦虑。

3. 在患者死亡后家属到来之前，护士应尽快收拾好房间和床单元，遗体可见部位的污迹、血迹要擦洗干净，使家属能见到一个安详、清洁的面容和形体。

第5节　癌症疼痛治疗常见误区及正确观念

误区一：镇痛治疗只要能使疼痛部分缓解即可，没有必要达到无痛。

正确观念：缓解疼痛是提高晚期癌症疼痛患者生命质量的关键，镇痛治疗的最低要求是达到无痛睡眠。真正意义上提高癌症疼痛患者生活质量的要求应包括：无痛睡眠、无痛休息、无痛活动。

误区二：长期服用麻醉性止痛药会"成瘾"，增加用药剂量意味着"成瘾"了。

正确观念："成瘾性"的特征是持续地、不择手段地渴求使用阿片类药物，目的不是为了镇痛，而是为了达到"欣快感"，这种对药物的渴求行为导致药物的滥用。

误区三：注射药物（如哌替啶）比口服药物镇痛效果更好。

正确观念：哌替啶的镇痛作用强度仅为吗啡的 1/10，代谢产物去甲哌替啶的清除半衰期长，而且具有潜在神经毒性及肾毒性作用；哌替啶口服吸收利用率差，多采用肌内注射给药。肌内注射给药本身会产生疼痛，不宜用于癌症疼痛等慢性疼痛治疗，WHO 已将哌替啶列为癌症疼痛治疗不推荐的药物。

误区四：服用大剂量的阿片类药物会中毒。

正确观念：WHO"三阶梯镇痛"的基本原则强调个体化用药，阿片类药物应根据患者的个体需要给予正确剂量。阿片类药物没有封顶剂量，恰当的止痛剂量是指在作用时间内既能充分镇痛又无不可耐受副作用的剂量。

误区五：不到万不得已时不能使用阿片类药物镇痛药。

正确观念：疼痛长期得不到有效缓解，会影响患者的睡眠、食欲，降低患者的抵抗力，从而使肿瘤有进一步发展的机会，癌痛患者应常规给予镇痛治疗。

误区六：吗啡剂量越大，说明病情进展。

正确观念：疼痛是一种"主观"感受，具有显著的差异性，相同的疼痛强度个体所需要的止痛药剂量也不一定相同。有些患者需要高剂量的吗啡才能达到控制疼痛的目的，因此，吗啡的剂量大小，不能反映病情的严重程度，更不能由此估算生存期的长短。

误区七：一旦使用阿片类药物，患者就需要终身用药。

正确观念：癌症疼痛病因控制及疼痛消失后，可以逐渐减少阿片类药物日用量。一般吗啡日用药剂量在 30～60 mg 时，突然停药不会发生意外；长期大剂量用药者，突然停药可能出现戒断综合征，应逐渐减量停药，最初两天减量 25%～50%，继后每 2 天减量 25%，直至日用量减至 30～60 mg 时停药。

误区八：三阶段用药就是将药物分为三个阶梯，疼痛患者不管疼痛程度，一律从第一阶梯开始用药。

正确观念：疼痛评估是规范化用药的前提和基础，要根据患者疼痛的强度选择理想的药物，而不是机械地从第一阶梯开始用药，让患者忍受疼痛的折磨。所以，对待任何疼痛的患者，首先要对其进行疼痛强度的评估和疼痛原因的分析，然后选择理想的药物。

误区九：患者疼的时候给药，不疼的时候不用给药。

正确观念：按时给药是基本的原则。即按照不同药物规定的间隔时间给药，如美施康定缓释片剂每 12 小时一次，而不是按需给药，这是保证疼痛及时连续缓解的前提。

误区十：用阿片类药出现呕吐、镇静等不良反应，应立即停用阿片类药。

正确观念：除便秘等副作用外，阿片类药物的不良反应大多是暂时性或可耐受的。阿片类药的呕吐、镇静不良反应，一般出现在用药最初几天，数日后症状多自行消失；对阿片类药引起的不良反应，进行积极预防性或干预性治疗，多可减轻或避免发生。

误区十一：终末期癌症患者才能用最大耐受剂量阿片类药。

正确观念：阿片类镇痛药的用药剂量个体差异较大，一般认为阿片类药无封顶效应，如果病情恶化及疼痛加剧，可通过增加剂量提高镇痛效果。对任何重度疼痛患者，无论肿瘤临床分期及预计生存时间长短，只要有镇痛治疗需要，都可以使用最大耐受剂量阿片类药，以达理想疼痛缓解。

误区十二：长期用阿片类镇痛药不可避免会产生依赖。

正确观念：癌症疼痛患者长期用阿片类镇痛药治疗，尤其是口服及其他长效制剂按时给药，发生成瘾（精神依赖性）的危险性极小。

误区十三：用阿片类药镇痛治疗就是给予安乐死。

正确观念：根据癌症疼痛病情使用阿片类镇痛药，不仅能有效控制疼痛，且能降低因剧痛而导致死亡的危险，提高生活质量，有效延长患者的生存期。研究人员认为，癌症患者主诉的身体广泛疼痛与癌症死亡密切相关。全身广泛性疼痛持续一天就可能因疼痛而使癌症死亡的危险至少增加 20%，积极进行止痛治疗，可降低因疼痛而致死的危险性，起到间接延长生命的作用。

第6章 疼痛患者常见心理问题与护理

第1节 慢性疼痛心理治疗的意义

心理治疗是用心理学理论和方法对人格障碍、心理疾患进行治疗，从而达到改善其心理状态，端正对疾病的认识，解除顾虑，增强战胜疾病的信心，消除或缓解患者现有症状的目的。广义的心理治疗包括对患者所处环境的改善，周围人（包括医师）语言、行为的影响（如安慰、鼓励、暗示、示范等），特殊的环境布置等一切有助于疾患治愈的方法；狭义的心理治疗指由心理医师专门实施的治疗。心理治疗的技术和方法有暗示、催眠术、精神分析、行为矫正、生物反馈、气功、瑜伽、体育运动、音乐、绘画和造型等。国际疼痛学会（IASP）将疼痛定义为："疼痛是一种与组织损伤或潜在组织损伤相关的不愉快的主观感觉和情感体验"。此定义阐明了疼痛是人的主观感觉，包括了疼痛的感觉和情感两部分，即在生理学和心理学方面产生的变化。疼痛反应取决于感觉分辨、激动影响和认识评价等心理机制，心理因素在决定疼痛的性质和程度上起着重要作用。在慢性疼痛中，心理表现尤其突出，因此，在治疗器质性疾病的同时，研究其心理活动并进行心理治疗具有十分重要的意义。

第2节 影响疼痛的心理社会因素

心理社会因素可直接影响疼痛的感觉效应，甚至一些慢性疼痛症状也是通过一些心理学机制逐渐产生的，影响疼痛的心理社会因素有：

（1）早期经验：人们对疼痛的感受和反应受幼年期教育和经历的影响。过去有过疼痛经历的人，会对以后的疼痛感受有一定的影响，如曾经接受过手术而引起难以忍受的疼痛并多次使用麻醉性镇痛药镇痛者，在第二次手术时就会对手术和疼痛产生恐惧，较小的手术创伤也会使患者感觉疼痛难忍。

（2）产生疼痛的原因和对后果的评价：疼痛不仅是身体组织受到创伤的简单体验，还与个人对疼痛的原因及后果的认识有关。

（3）情绪：人的情绪是影响痛觉的重要因素。积极的情绪如愉快、兴奋或充满信心时，对伤害性刺激的敏感性降低，痛阈增高；相反，消极情绪如抑郁、恐惧、焦虑、悲伤及失望等则使痛阈降低，抑郁常常引起慢性疼痛和持续性疼痛。

（4）注意力：如果个体将注意力集中到疼痛部位，会感觉到疼痛更加剧烈、难忍，相反，如果将注意力高度集中于与疼痛无关的活动上，则疼痛常明显减轻，甚至"忘记"了疼痛，体验不到疼痛。

（5）暗示：临床上对一些患者使用安慰剂可以起到镇痛或缓解疼痛的效果，足以说明暗示具有镇痛的作用。

（6）人格：人格特征对痛觉有明显影响。不同人格的人对疼痛的敏感性和对疼痛的表达方式有很大差异。"神经质"人格体征的患者，更多的注意力集中于自身的躯体不适及其相关的事件，增加了个体的神经紧张，导致其疼痛敏感性增高，易于产生疼痛感觉。

（7）文化教育：现在大多数人可通过文字、言语等影响，获得大量各种疼痛的信息，从而增加对疼痛的体验。个人的文化程度和教育背景对疼痛的认识和产生的反应起到重要的作用。同样的刺激，不同的个体会有不同的感觉和反应，疼痛因人而异，因文化程度和教育背景的差异而不同。

（8）应激及情绪障碍：疼痛作为一种复杂的心理生理反应，它不可避免地会引起个体的情绪反应。疼痛后的情绪反应往往以焦虑为主，而慢性疼痛患者的其他负性情绪则是多种因素作用的结果，这些因素可能包括疼痛的持久不愈、较多的负性生活事件、缺乏充分的社会支持及慢性疼痛患者好发情绪障碍的行为类型和人格特征等，它们相互作用，导致患者发生情绪障碍。

此外，人际关系、宗教信仰、催眠、疼痛所处的情境和对生活的期待等都对疼痛的体验和疼痛评分产生影响。

第3节　疼痛患者常见心理问题及心理量表

一、焦虑（附焦虑自评量表，表 6-3-1）

表 6-3-1　焦虑自评量表（SAS）

填表注意事项：下面有二十条文字（括号中为症状名称），请仔细阅读每一条，把意思弄明白，每一条文字后有四级评分，表示：没有或偶尔；有时；经常；总是如此。然后根据您最近一星期的实际情况，在分数栏 1～4 分适当的分数下画"√"。

1. 我觉得比平时容易紧张和着急（焦虑）	1	2	3	4
2. 我无缘无故地感到害怕（害怕）	1	2	3	4
3. 我容易心里烦乱或觉得惊恐（惊恐）	1	2	3	4
4. 我觉得我可能将要发疯（发疯感）	1	2	3	4
5. 我觉得一切都很好，也不会发生什么不幸（不幸预感）	4	3	2	1
6. 我手脚发抖打战（手足颤抖）	1	2	3	4
7. 我因为头痛、颈痛和背痛而苦恼（躯体疼痛）	1	2	3	4
8. 我感觉容易衰弱和疲乏（乏力）	1	2	3	4
9. 我觉得心平气和，并且容易安静坐着（静坐不能）	4	3	2	1
10. 我觉得心跳得快（心悸）	1	2	3	4
11. 我因为一阵阵头晕而苦恼（头昏）	1	2	3	4
12. 我有晕倒发作，或觉得要晕倒似的（晕厥感）	1	2	3	4
13. 我呼气、吸气都感到很容易（呼吸困难）	4	3	2	1
14. 我手脚麻木和刺痛（手足刺痛）	1	2	3	4
15. 我因胃痛和消化不良而苦恼（胃痛或消化不良）	1	2	3	4
16. 我常常要小便（尿意频数）	1	2	3	4
17. 我的手常常是干燥温暖的（多汗）	4	3	2	1
18. 我脸红发热（面部潮红）	1	2	3	4
19. 我容易入睡并且一夜睡得很好（睡眠障碍）	4	3	2	1
20. 我做噩梦（噩梦）	1	2	3	4

结果：①原始分　　　②标准分

焦虑是一种预料到威胁性刺激而又无法应付的痛苦反应。有文献报道，慢性疼痛患者中有 35% 出现焦虑症状，因患者对康复失去信心，可以加重疼痛的程度，而疼痛的加剧又反过来影响情绪，形成不良循环，常表现为：①精神焦虑症状，如心情紧张、注意力不集中、易激动；②躯体性焦虑症状，如呼吸困难、心悸、胸痛、眩晕呕吐、肢端发麻、面部潮红、出汗、尿频尿急；③运动性不安，如肌肉紧张、颤抖、搓手顿足、坐立不安。

焦虑自评量表（SAS）

焦虑自评量表，无论量表的构造形式还是具体的评定办法，都与抑郁自评量表十分相似。它也是一个含有 20 个项目，分为 4 级评分的自评量表，用于评出焦虑患者的主观感受。

（1）项目、定义和评分标准

SAS 采用 4 级评分，主要评定项目所定义的症状出现的频度，其标准为："1" 没有或很少时间；"2" 小部分时间；"3" 相当多的时间；"4" 绝大部分或全部时间（其中"1""2""3""4"均指计分分数）。

（2）适用对象：SAS 适用于具有焦虑症状的成年人，同时，它与 SDS（抑郁自评量表）一样，具有较广泛的适用性。

（3）评定方法及注意事项详见"抑郁自评量表（SDS）关于评定方法及注意事项的说明"。SAS 与 SDS 相比，没有更特殊的要求。

（4）SAS 的主要统计指标为总分。在由自评者评定结束后，将 20 个项目的各个得分相加即得，再乘以 1.25 后取得整数部分，就得到标准分，也可以查"粗分标准分换算表"作相同的转换。此系统的结果剖析图给出的是标准分，分数越高，表示这方面的症状越严重。一般来说，焦虑总分低于 50 分者为正常，50~60 分者为轻度，61~70 分者是中度，70 分以上者是重度焦虑。

SAS 的 20 个项目中，第 5，9，13，17，19 条，此 5 个项目的计分，必须反向计算。

应用评价 SAS 是一种相当简便的分析主观焦虑感觉的临床工具。焦虑是心理咨询门诊中较常见的一种情绪障碍，SAS 已成为咨询门诊中了解焦虑症状的一种效度高、方法简便，易于分析的可取的评定手段之一。

二、恐惧

恐惧是身患绝症时比较常见的心理问题，引起恐惧的原因，除了即将来临的死亡，还有可能来自疾病导致的极度痛苦，有些晚期癌症患者因畏惧疼痛折磨而自杀。有些急性疼痛，如急性心肌梗死时会因剧烈的疼痛而产生濒死感，导致恐惧。

三、愤怒

长期的慢性疼痛会使患者失去信心和希望，有些患者会因此产生难以控制的愤怒情绪，会为一些琐事向家属和医护人员大发脾气以宣泄愤怒，甚至会损坏物品或袭击他人。这往往是极度痛苦和失望后爆发的强烈不满情绪。

四、悲观

疼痛发作比较频繁，药物控制不理想的患者易产生悲观情绪。患者常认为自己的疾病已经无法治愈，又害怕用药成瘾，对治疗失去信心，表现为唉声叹气、怨天尤人、服药不遵医嘱、随意性加大等。

五、抑郁

据统计，慢性疼痛患者中有 40% 出现抑郁症状，由于长期患病，患者会逐渐产生沮丧和悲伤的情绪，对疾病的恢复不抱希望，表现为闷闷不乐，对任何事情不感兴趣，容易莫名急躁，食欲差，失眠或嗜睡，注意力不集中，记忆力减退，内疚，绝望，甚至多次出现自杀的想法，不能正确对待自己的疾病，不能配合治疗及护理。在评估患者是否发生抑郁时，必须注意原发病本身和治疗可能产生的影响，如癌症晚期患者体重可能明显减轻，使用化疗药物可能会使患者呈现抑郁状态，要加以鉴别（表6-3-2）。

表6-3-2　抑郁自评量表（SDS）

请根据您近一周的感觉来进行评分，数字的顺序依次为：

（1→从无、2→有时、3→经常、4→持续）				
（1）我感到情绪沮丧，郁闷	1	2	3	4
*（2）我感到早晨心情最好	4	3	2	1
（3）我要哭或想哭	1	2	3	4
（4）我夜间睡眠不好	1	2	3	4
*（5）我吃饭像平时一样多	4	3	2	1
*（6）我的性功能正常	4	3	2	1
（7）我感到体重减轻	1	2	3	4
（8）我为便秘烦恼	1	2	3	4
（9）我的心跳比平时快	1	2	3	4
（10）我无故感到疲劳	1	2	3	4
*（11）我的头脑像往常一样清楚	4	3	2	1
*（12）我做事情像平时一样不感到困难	4	3	2	1
（13）我坐卧不安，难以保持平静	1	2	3	4
*（14）我对未来感到有希望	4	3	2	1
（15）我比平时更容易激怒	1	2	3	4
*（16）我觉得决定什么事很容易	4	3	2	1
*（17）我感到自己是有用的和不可缺少的人	4	3	2	1
*（18）我的生活很有意义	4	3	2	1
（19）假若我死了别人会过得更好	1	2	3	4
*（20）我仍旧喜爱自己平时喜爱的东西	4	3	2	1

抑郁自评量表（简称SDS），此表是1965年由仲氏发表制定的，不仅可以测查出抑郁心情的程度是轻还是重，还可以帮助一部分以身体各种不舒适体验为主的患者判断出有无抑郁症状，有助于隐匿性抑郁症的诊断。因此，适用于情绪低落，常常感觉无兴趣、活着没意思的人的测查，也适用于各种慢性躯体疾病的患者进行测查。

此量表简短，一般在10分钟之内就可以完成，不用任何仪器设备，方法简单。由20个问题组成，每一个问题代表着抑郁症的一个症状特点，合起来可以反映出抑郁症者的心情、躯体不舒服的症状、精神运动、行为症状以及心理方面的症状。

由于此表可以判定抑郁程度的轻重，因此，不仅可用来进行辅助诊断，还可用来观察用药后的疗效，是否好转，好转的程度，以及是否已经恢复正常。

此量表在使用前应注意以下几点：

（1）这是个人自我评定量表，因此，需要患者或怀疑心情不好的人自己评定，别人不要提醒，更不要加以帮助评定或提出意见，而改变患者的看法。如果看不懂内容时，别人可以代念，由患者自己评价是什么水平，有还是没有。

（2）此量表评定的时间，不是几小时、1～2 天内的体会，时间范围一般应该至少是 1 周的时间。如果是第一次评定，最好是以 2 周的时间为合适。

（3）此量表 20 个题目中（请先看一下量表），有一半（10 个）题目的问题是按症状的有无来提问的，如："我夜间睡眠不好"评分时，从无、有时、经常到持续共四个等级，评分从 1 分到 4 分，逐渐加重。无——代表没有失眠（1 分）；有时——代表一周之内有 1～2 天有失眠（2 分）；经常——代表一周之内有 3～4 天失眠（3 分）；持续——代表天天失眠（4 分）。另一半题目的问题，是从与症状相反来提问的，这类题目之前加上"*"号，提醒各位检查及被检查者注意，如"我吃饭像平时一样多"。实际上，抑郁患者有食欲下降的症状，但问题却是反向的，在评分时，从无、有时、经常、持续的四个等级评分，也正好相反，是逐步减轻的，无——代表不是和平时一样多，而且是天天都吃得比平时少，为 4 分；有时——代表一周内 1～2 天吃得和平时一样多（3 分）；经常——一周内 3～4 天吃得和平时一样多（2 分）；持续——天天吃得和平时一样多，无食欲下降的症状（1 分）。所以，在进行评定时，千万要注意，问题是属于正向的，还是反向的。

（4）此量表最后结果的计算方法如下：先把 20 个题目综合相加，得出总分，再转换成百分指数，方法见公式：

$$指数 = 总分（得分）/ 总分满分（80）\times 100\%$$

指数与抑郁症状的严重程度的关系如下：指数在 50% 以下为正常范围（无抑郁症状）；50%～59% 为轻度抑郁；60%～69% 为中度抑郁；70% 及以上为重度至严重抑郁。

（5）此量表虽然可以测出抑郁的轻重程度，却不能判断抑郁的分类，测出有抑郁症之后，应该及时到精神科门诊进行详细的检查、诊断及治疗。

六、孤独

由于疾病的影响，患者在生活、工作和学习等方面都会受到一定的限制和影响，于是陷入孤独。表现为不愿和同病室的患者及家属说话，不愿参加活动，喜欢独处，性格内向。

对于疼痛导致的各种不良情绪，除要给予患者安慰和鼓励，做好各种解释工作，消除疑虑，进行心理疏导，帮助其重新树立信心之外，最根本的措施是通过各种手段来有效缓解疼痛。

第 4 节　心理护理止痛的机制

一、心理因素对疼痛的影响

疼痛发生时总是伴随着惊慌、害怕、忧虑、悲伤等强烈的情感色彩，具有相当的随机性和可变性，这都说明疼痛和心理因素密切相关。例如，一个人因右上腹不适就诊，医师初步疑诊肝病，开具 B 超及 CT 检查时，随即出现上腹部疼痛，但检查排除肝病的诊断后症状很快消失。这一病例提示护理人员，在护理疼痛患者时了解其性格特点、洞察其情绪变化尤为重要，以便有的放矢地进行心理护理。

同样性质、同样程度的疼痛，在不同患者身上，其反应的强弱、表现的轻重程度各不相同。疼痛阈值因人而异，对相同刺激所得到的反应也因人而异，即使在同一个人身上也会因时而异。这是因为痛觉发生于大脑皮质，大脑皮质对疼痛的反应除了与疼痛刺激的部位、评分和频率有密切关系外，还受患者心理状态的影响，意志、信仰、意识、性格、环境和年龄等心理因素，也可影响患者对疼痛刺激的反应。安静舒适的环境、用心专注的活动、富于兴趣的交谈等，可以提高疼痛阈值，减轻疼痛，而疲倦、焦虑、紧张、恐惧及软弱均能减低对疼痛的耐受力，增加疾病引起的疼痛程度。既往疼痛的经验也非常重要，曾经做过手术的人对第二次手术一般都认为无法接受。一般在夜间及清晨，人的生理状态处于低潮，对疼痛的反应也较强。总之，各种心理因素都可以影响患者对疼痛的反应，使临床表现复杂多变。在护理工作中，应当掌握心理因素方面的知识，善于观察患者的日常变化，根据心理特点，采取个性化的护理方案，以利患者康复。

二、内源性镇痛机制

启动中枢神经系统某些结构，如中脑导水管周围灰质、延髓中缝大核及其邻近的网状结构，一方面发生上行性作用，对丘脑甚至大脑皮质等结构的疼痛反应进行抑制；另一方面沿着下行纤维，在脊髓水平对疼痛信号传入发生抑制，从而提高机体的抗痛能力，这便是所谓的内源性镇痛系统。

除了感知、定位作用外，大脑皮层还以两种方式参加疼痛调节过程：一是传入大脑皮层的疼痛信号和其他信号相互作用调节痛觉和疼痛反应；二是通过皮层的下行性机制，在皮层下不同水平控制疼痛信号向意识领域传导。这是疼痛和抗痛现象在大脑皮层水平的表现方式，也是痛觉个体差异大、安慰剂镇痛和心理护理镇痛的神经生物学基础和科学依据。

研究表明，疼痛的发生、发展除与理化因素有关外，还与心理社会因素明显相关。负性情绪如抑郁、悲观、绝望、忍耐、克制和压抑等，造成中枢神经系统过度紧张，削弱了人体免疫功能，增加了机体对致病因素的敏感性，成为疼痛的活化剂；而情绪乐观、积极配合与善于表达则身心处于良好的功能状态，会提高全身免疫功能，使疾病得以控制或向有利的方向发展。

第5节　疼痛患者的心理护理

心理因素既可致痛或加重疼痛，也可消除或减轻疼痛，恰当运用以下几种方法进行疼痛的心理护理，往往会达到令人满意的效果。

1. 分散注意力减轻患者疼痛的知觉，把患者的注意力转移到与疾病痛苦无关的其他事情上。如肌内注射时，护理人员边操作边与患者交流其他的话题，能够有效地减轻患者疼痛的感觉。

2. 进行疼痛知识教育，改变患者的疼痛反应，依据不同的患者，用恰当的语言交代诊治过程中必须承受的痛苦。如准备在局麻下做腹部手术，应告诉患者术中牵拉脏器时会感到不适和牵拉痛，届时应有思想准备，并行深呼吸，努力放松，可以减轻疼痛。

3. 消除紧张心理，提高患者的耐受力。护理人员的同情、体贴、安慰和鼓励对减轻患者紧张情绪有重要作用，能消除或减轻患者的恐惧心理，使患者树立战胜疾病的信心，并以友好的行动获得患者的信任和配合，从而减轻患者的心理压力，进而提高痛阈，降低对疼痛的敏感性，增加对疼痛的耐受力。

4. 暗示和自我暗示，减轻患者心理上的疼痛。对患者体贴入微，亲切待人，取得患者的信任，使其易于接受积极的暗示，必要时给予安慰剂。当患者疼痛难忍时，医护人员向患者讲清楚，疼痛是机体的"保护性"反应，说明机体正处在调整状态，疼痛感是暂时性的，鼓励患者增强同病魔做斗争的决心和信心。

5. 催眠疗法。处于催眠状态下的患者对施术者的言语暗示很敏感，对疼痛的感受性降低，如在催眠状态下可清创、换药等。

6. 争取家属配合。在患者疼痛时，陪伴家属将会受到患者影响而出现焦虑不安等情绪，这种情绪反过来又会影响患者，两者互为因果，相互影响，致使患者疼痛加重。因此，医护人员除积极治疗患者疾病，减少家属的担心外，应对家属和陪伴进行卫生健康和心理学教育，使他们增强信心，配合治疗。家属对患者的鼓励支持，可使其心灵得到很大安慰，增强战胜疾病的信心，有助于使疼痛缓解。

　　总之，良好的心理护理，是一种精神的艺术和特殊的技能，它要求护士除具备必要的医学理论知识、熟练的操作技术外，还必须树立为人民健康服务的思想，才能帮助患者解除痛苦，恢复健康。

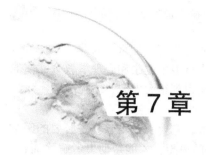

第 7 章

疼痛科常用药物

药物治疗是疼痛临床最基本的治疗方法，其中约 70% 的患者单纯依靠药物即可解除病痛，有些接受理疗、神经阻滞、微创手术等治疗的患者也常需联合药物治疗。执行药物治疗医嘱及给药后进行病情观察和评估是护理工作的基本内容之一。护理人员应掌握疼痛科常用药物的相关知识，实施安全有效的给药方法。

第 1 节　阿片类镇痛药

阿片类镇痛药物主要是通过特异性结合并激活阿片受体使其兴奋，从而减轻疼痛。在细胞水平，引起细胞膜超极化，细胞兴奋性受到抑制，放电减少；在脊髓水平，可以减少神经递质（P 物质）的分泌，从而抑制伤害信息传递；在脊髓上（脑内），主要作用于中央导水管周围灰质（PAG）和低位脑干，通过下行抑制系统到达脊髓背角，释放 5- 羟色胺（5-HT）、脑啡肽等，产生镇痛效应。

一、吗啡

吗啡（Morphine）对躯体和内脏疼痛均有镇痛效果，对持续性钝痛效果优于间断性锐痛。

1. 用法与用量　①吗啡的常用剂型有片剂和针剂。可口服、直肠、皮下、静脉硬膜外及鞘内给药。②吗啡的个体耐受差异大，剂量应因人而异。③临床上常用硫酸或盐酸吗啡即释片和缓释片，一般普通吗啡即释片间隔时间为 4～6 小时，吗啡缓释片间隔时间为 12 小时。

2. 适应证

（1）镇痛。①急性锐痛、严重创伤、烧伤等造成的剧烈疼痛；②术后疼痛治疗；③心肌梗死引起的心绞痛；④中、重度癌痛或非癌症疼痛。

（2）镇静。调整患者情绪，可作为术前用药。

（3）用于治疗急性肺水肿。

3. 禁忌证

（1）对吗啡过敏者，婴儿（6 个月以下小儿）、孕产妇、哺乳期妇女和肝功能严重不全者。

（2）呼吸抑制、支气管哮喘、肺源性心脏病代偿失调、颅内压增高和未诊断的急腹症等患者忌用吗啡。

4. 不良反应

（1）对呼吸中枢有抑制作用，使其对二氧化碳张力的反应性降低，过量可致呼吸衰竭而死亡。

（2）兴奋平滑肌，增加肠道、胆道、输尿管和支气管平滑肌张力，引起恶心、呕吐、口干、便秘与尿潴留等症状。

5. 急性中毒的临床症状与处理

（1）吗啡过量可致急性中毒，成人中毒量为 60 mg，致死量为 250 mg。对于重度癌症患者，吗啡使用量可超过上述剂量。

（2）主要症状为昏迷、呼吸深度抑制，瞳孔极度缩小、两侧对称，或呈针尖样大，血压下降、发绀、尿少、体温下降，皮肤湿冷和肌无力，甚至休克、循环衰竭、瞳孔散大、死亡。

（3）中毒解救：立即给氧、人工呼吸、升压药及补充液体维持循环功能，静脉注射拮抗药纳洛酮 0.005～0.01 mg/kg，并根据病情静脉持续输注。

二、芬太尼及其透皮贴剂

芬太尼（Fentanyl）是人工合成的纯阿片类受体激动剂，具有强效镇痛作用，其效能比吗啡强约 100 倍，但作用持续时间短于吗啡及哌替啶，仅为 30 分钟。不释放组胺，对心血管功能影响小，能抑制气管插管时的应激反应，对呼吸的抑制作用弱于吗啡。芬太尼单独应用的最大优点是血浆半衰期很短（约 20 分钟），对血流动力学基本无影响。

1．用法与用量

（1）芬太尼：①一般采用注射给药，静脉注射 1 分钟起效，4 分钟达到高峰，维持 30～60 分钟；②肌内注射 7～8 分钟产生镇痛作用，可维持 1～2 小时。

（2）芬太尼透皮贴剂：①芬太尼透皮贴剂是强效阿片类药经皮贴敷给药制剂，首次使用 6～12 小时可达镇痛效应，12～14 小时血药浓度达稳态，可维持 72 小时的镇痛作用。初次使用阿片类药物者，一般从 25 μg/h 开始使用，72 小时更换 1 次。②剂量应根据患者的个体情况而决定，可参照 VAS 评分调整药物剂量，当用量达到 300 μg/h 仍不能控制疼痛时，应视为无效而改用其他镇痛药。③应在躯干或上臂未受刺激及未受照射的平整皮肤表面贴用。如有毛发，应在使用前剪除（勿用剃须刀剃除）。④在使用前可用清水清洗贴用部位，不能使用肥皂、油剂、洗剂或其他可能会刺激皮肤或改变皮肤性状的用品。在使用本贴剂前皮肤应完全干燥。⑤在打开密封袋后立即使用。⑥在使用时需手掌用力按压 30 秒，以确保贴剂与皮肤完全接触，尤其应注意其边缘部分。⑦在更换贴剂时，应更换粘贴部位，几天后才可在相同的部位重复贴用。

2．适应证

（1）适用于麻醉前、中、术后的镇静与镇痛，是目前复合全麻中常用的药物。

（2）可用于防止或减轻呼吸急迫和手术后出现的谵妄。

（3）透皮贴剂主要用于治疗癌症疼痛和某些慢性疼痛。

3．禁忌证

（1）支气管哮喘、重症肌无力、颅脑肿瘤或颅脑外伤引起昏迷的患者禁用。

（2）孕妇、小儿及心律失常患者慎用，应严格区分病情，掌握剂量。

4．不良反应

（1）一般不良反应为眩晕、视物模糊、恶心、呕吐、低血压、胆道括约肌痉挛、喉痉挛及出汗等，偶有肌肉抽搐。

（2）严重不良反应为呼吸抑制、窒息、肌肉僵直及心动过缓，如不及时治疗，可发生呼吸停止、循环抑制及心脏停搏等。

5．急性中毒的临床症状与处理

（1）芬太尼与中枢抑制药，如催眠镇静药（巴比妥类、地西泮等）、抗精神病药、其他麻醉性镇痛药以及全麻药等有协同作用，合用时应慎重并适当调整剂量。中枢抑制剂，如巴比妥类、镇静药、麻醉药有加强芬太尼的作用，如联合应用，芬太尼的剂量应减少 1/4～1/3。大剂量快速静注可引起颈、胸、腹壁肌强直，胸顺应性降低，影响通气功能。偶可出现心率减慢、血压下降、瞳孔极度缩小等，最后可呼吸停止、循环抑制或心脏停搏。

（2）中毒解救　①出现肌肉强直，可用肌松药或吗啡拮抗药（如纳洛酮、烯丙吗啡等）对抗；②呼吸抑制时立即采用吸氧、人工呼吸等急救措施，必要时可用阿片受体拮抗药纳洛酮0.005～0.01 mg/kg 静脉注射；③心动过缓者可用阿托品治疗；④与氟哌利多合用产生低血压，可用输液、扩容等措施处理，无效时可用升压药，但禁用肾上腺素。

三、羟考酮

羟考酮（Oxycodone），是由生物碱蒂巴因提取物合成的强效阿片类镇痛药。羟考酮主要作用于中枢神经系统和平滑肌，发挥阿片类激动剂的作用，还具有抗焦虑和精神放松等作用。目前临床常用的盐酸羟考酮控释片是此类药物的代表，可覆盖 WHO 推行三阶梯止痛基本原则的第三阶梯，它是治疗中、重度癌症疼痛快速有效的纯阿片受体激动药。

1．用法与用量

（1）氨酚羟考酮片：是羟考酮与对乙酰氨基酚制成的复方制剂，每片含盐酸羟考酮 5 mg，对乙酰氨基酚 325 mg，每 6 小时口服 1 片。

（2）羟考酮控释片：初始用药剂量一般为 5 mg，每 12 小时 1 次；随后，根据病情调整剂量，1～2 天调整 1 次，按 30%～50% 剂量递增，直至理想镇痛效果。

2．适应证　主要适用于各种原因引起的中、重度急、慢性疼痛，如癌症疼痛、带状疱疹后神经痛、术后疼痛、骨关节炎和脊髓疾病等的疼痛治疗。

3．禁忌证

（1）孕妇或哺乳期妇女、对羟考酮过敏或禁用阿片类药物患者。

（2）已知或怀疑麻痹性肠梗阻的患者。

（3）合并急性或严重支气管哮喘或高碳酸血症患者。

（4）急性乙醇中毒、惊厥、昏迷、妄想、呼吸抑制、甲状腺功能低下、前列腺肥大，严重的肝、肺、肾功能损伤，呼吸抑制患者慎用或禁用。

4．不良反应

便秘、恶心、排尿困难、眩晕、呕吐、皮肤瘙痒、头痛、口干、出汗或虚弱等。

5．注意事项

（1）羟考酮同其他阿片类药物一样都可能导致或加重癫痫症状。

（2）必须整片吞服，不得掰开、咀嚼或研磨，否则会导致羟考酮的快速释放与吸收，有潜在呼吸抑制的风险。

第 2 节　类阿片类镇痛药

曲马多（Tramadol）兼具弱阿片激动剂和单胺类药物两种作用，其镇痛评分约为吗啡的 1/10，镇痛作用较哌替啶稍弱，镇咳作用约为可待因的 50%。

1．用法与用量

（1）曲马多的剂型有胶囊、针剂、滴剂、栓剂及缓释片剂，可静脉滴注、肌内注射、皮下注射、口服及直肠给药。

（2）盐酸曲马多缓释片，成人用量：每次 50～100 mg，每日 2 次，日剂量不超过 400 mg。

2．适应证

（1）主要应用于中重度癌性或非癌症疼痛。

（2）骨折或术后疼痛。

3．禁忌证

（1）对阿片类过敏者禁用。

（2）肝肾功能不全、心脏病患者、孕妇和哺乳期妇女慎用。

（3）对乙醇、安眠药、镇痛剂或其他中枢神经系统作用药物急性中毒、严重脑损伤、意识迷糊和呼吸抑制患者禁用。

4．不良反应

（1）出汗、恶心、呕吐、食欲缺乏、头晕、无力、嗜睡及排尿困难等。

（2）罕见皮疹、心悸、直立性低血压、幻觉，在患者疲劳时更易发生。

5．注意事项

（1）盐酸曲马多缓释片口服后应足量水吞服，不要咀嚼，药片中间有刻痕，可根据剂量需要掰开服用。

（2）与乙醇、镇静剂、镇痛剂或中枢神经系统药物联合使用容易出现药物中毒。

（3）不得与单胺氧化酶抑制药同用。

（4）与中枢镇静剂（如地西泮等）合用时需减量。

（5）长期使用不能排除产生耐药性或药物依赖性的可能。因不能抑制吗啡的戒断症状，不能作为对阿片类有依赖患者的代用品。

（6）有药物滥用或依赖性倾向的患者只能短期使用。

第 3 节　非甾体抗炎药

非甾体抗炎药（NSAIDs）通过抑制环氧化酶（COX）来减少前列腺素（PG）合成，从而在中枢外周发挥解热、镇痛、抗炎与抗风湿作用。NSAIDs 属于 WHO 制订的癌症三阶梯止痛的第一阶梯药物，能有效控制轻中度炎性疼痛，与阿片类药合用治疗中到重度疼痛，并可减少阿片类药的用药剂量，降低不良反应。目前还发现 NSAIDs 对肿瘤的发生、发展及转移均有抑制作用，并与其他抗肿瘤治疗药有协同作用。NSAIDs 抗肿瘤作用除与抑制 PG 的产生有关外，还与其诱导肿瘤细胞的凋亡有关。

一、布洛芬

布洛芬（Ibuprofen）为苯丙酸类非甾体抗炎药，与吲哚美辛一样，也是通过对环氧合酶的抑制而减少前列腺素合成产生抗炎、抗风湿及镇痛作用，作用于下丘脑体温调节中枢而起解热作用。

1．用法与用量

（1）抗风湿：每次 0.4～0.6 g，每日 3～4 次，类风湿关节炎比骨关节炎用量稍大。

（2）轻度或中度疼痛及痛经的镇痛：每次 0.2～0.4 g，每 4～6 小时一次。

（3）成人最大限量一般为每日 2.4 g。

（4）小儿口服常用量：每次 5～10 mg/kg，每日 3 次。

2．适应证

（1）适用于解热，减轻中度疼痛如关节炎、神经痛、肌肉痛、头痛、偏头痛、痛经、牙痛、感冒及流感症状。

（2）用于风湿性关节炎，其消炎、镇痛、解热作用与阿司匹林、保泰松相似，比对乙酰氨基酚强。

（3）在患者不能耐受阿司匹林、保泰松等时，可用此药。

3．禁忌证

（1）对非甾体类抗炎药过敏者、孕妇、哺乳期妇女和哮喘患者禁用。

（2）有消化道溃疡病史者、出血倾向者及心肝肾功能不全者慎用。

4．常见不良反应

（1）偶有消化不适、皮疹、过敏、头痛、耳鸣、肝肾功能异常和白细胞减少等。

（2）严重时可引起消化道溃疡、出血和穿孔。

5．注意事项

用药期间如出现胃肠道出血、肝肾功能损伤、视力障碍、血常规异常以及变态反应等情况，应立即停药并去医院就诊。

二、双氯芬酸钠

双氯芬酸钠（Diclofenac sodium）是通过抑制前列腺素的合成，以及一定程度上抑制脂氧化酶而减少白三烯、缓激肽等产物的生成而发挥解热、镇痛和抗炎作用。

1．用法与用量

（1）成人常用量：每日 75～150 mg，分 3 次口服，最大剂量 200 mg 每日，疗效满意后可逐渐减慢。

（2）小儿常用量：每日 0.5～2.0 mg/kg，日最大量为 3.0 mg/kg，分 3 次口服。

2．适应证

（1）缓解类风湿关节炎、骨性关节炎、脊柱关节病、痛风性关节炎、风湿性关节炎及强直性脊柱炎等各种关节炎的关节肿痛症状。

（2）治疗非关节性的软组织疼痛，如肩痛、腱鞘炎、滑囊炎、肌痛及运动后损伤性疼痛等。

（3）轻至中度的急性疼痛，如手术后、创伤后、劳损后、原发性痛经、牙痛和头痛等。

（4）成人和儿童的发热者。

3．禁忌证

（1）胃溃疡、对阿司匹林等其他非甾体抗炎药过敏及哮喘患者禁用。

（2）孕产妇禁用。

（3）伴有心、肝、肾功能损伤患者慎用。

（4）有出血时间延长疾病的患者慎用。

4．不良反应

（1）胃肠道系统反应，如上腹部疼痛、恶心、呕吐、腹泻、腹胀和消化不良等。

（2）偶见中枢神经系统反应，如头痛、头晕等。

（3）偶见皮疹及转氨酶升高。

（4）少数患者可见注射部位不适，如注射部位疼痛、硬结等。

5．注意事项

（1）嘱患者餐后 30 分钟服药，以减轻胃肠道反应。

（2）服药期间注意安全，家属陪护，防止跌倒事件。在使用期间出现眩晕或其他中枢神经系统紊乱时应避免驾驶车辆或操作机器。

三、塞来昔布

塞来昔布（Celecoxib）通过选择性抑制 COX-2 阻止前列腺素类物质的产生，达到抗炎、镇痛及解热作用。

1．用法与用量

成人剂量为每次 100 mg 或 200 mg，每日 1～2 次。

2．适应证

适用于各种急慢性疼痛，如软组织疼痛、癌症疼痛和术后疼痛等，特别是骨性关节炎和类风湿关节炎。

3．禁忌证

（1）非甾体抗炎药过敏和磺胺类药过敏的患者应禁用。

（2）活动性消化道溃疡或出血的患者禁用。

（3）冠状动脉搭桥手术围术期及重度心力衰竭患者禁用。

4．不良反应

头痛、眩晕、便秘、恶心、呕吐、腹痛和腹泻等。

5．注意事项

（1）大剂量、长期用药时，应关注相关器官毒性的防治。

（2）研究显示，每日服用塞来昔布 400～800 mg 的患者发生致死性或非致死性心血管事件的危险约为安慰剂对照组的 2.5 倍。因此欧洲药品管理局已经确认心血管风险的增加可能是昔布类药物共有的"类别效应"，该机构已将缺血性心脏病或脑卒中列为昔布类药物的禁忌证。

四、氟比洛芬酯

氟比洛芬酯（Flurbiprofen axetil）注射液是一种以脂肪油为软基质并被磷脂膜包封的新型药物载体系统，药物可聚集在手术切口、肿瘤部位及血管损伤部位，具有靶向治疗作用，可减少胃黏膜的直接刺激，减轻胃黏膜的损害。

1．用法与用量

通常成人每次静脉给予氟比洛芬酯 50 mg，每日 1～2 次。

2．适应证

主要适用于术后镇痛、癌症疼痛。

3．禁忌证

（1）消化道溃疡或出血患者禁用。

（2）对本药过敏或对其他非甾体抗炎药过敏者禁用。

（3）血液系统疾病，心、肝、肾功能严重异常者禁用。

（4）孕妇、哺乳期妇女、14 岁以下儿童慎用。

4．不良反应

（1）恶心、呕吐、转氨酶升高、发热、头痛、倦怠、嗜睡、畏寒、血压上升、心悸、瘙痒和皮疹等。

（2）偶见注射部位疼痛及皮下出血。

（3）罕见血小板减少、血小板功能低下。

5．注意事项

氟比洛芬酯与第三代喹诺酮类抗生素如诺氟沙星、洛美沙星等合用可能会引起痉挛。

第4节　抗惊厥药与抗抑郁药

抗惊厥药与抗抑郁药具有提高情绪、增强活力、减轻焦虑、抑制中枢及外周神经兴奋性的作用，可显著改善一些慢性疼痛的症状，临床上与其他的药物联合应用于慢性顽固性疼痛的治疗。

一、卡马西平

卡马西平（Carbamazepine）能选择地阻断电压 - 门控 Na^+ 通道，阻断兴奋性递质的释放，限制神经元动作电位的发放，从而产生抗惊厥作用。

1. 用法与用量

成人口服，开始一次 0.1 g，一日 2 次；第二日后每隔一日增加 0.1～0.2 g，直至疼痛缓解；维持量每日 0.4～0.8 g，分次服用；最高量每日不超过 1.2 g。

2. 适应证

主要适用于外周神经病理性疼痛，如三叉神经痛、多发性硬化、糖尿病周围神经痛、带状疱疹后神经痛、舌咽神经痛等。

3. 禁忌证

（1）对卡马西平过敏者禁用。

（2）对心肝肾功能不全、房室传导阻滞、血常规严重异常、有骨髓抑制史以及孕妇及哺乳期妇女禁用。

（3）青光眼、心血管严重疾病、糖尿病和老年人慎用。

4. 不良反应

（1）常见不良反应为视物模糊、复视和眼球震颤等中枢系统反应，以及头晕、乏力、恶心和呕吐等。

（2）因刺激抗利尿激素分泌引起水潴留和低钠血症（或水中毒），发生率为 10%～15%。

（3）少见的不良反应有变态反应、Steven-Johnson 综合征或中毒性表皮坏死溶解症、荨麻疹、瘙痒、儿童行为障碍、严重腹泻和红斑狼疮样综合征（荨麻疹、瘙痒、皮疹、发热、咽喉痛、骨或关节痛、乏力）。

（4）罕见的不良反应有腺体病、心律失常如房室传导阻滞（老年人尤其注意）、骨髓抑制、中枢神经系统中毒（语言困难、精神不安、耳鸣、震颤、幻视）、过敏性肝炎、低钙血症、直接影响骨代谢导致骨质疏松、肾脏中毒、周围神经炎、急性尿卟啉病、栓塞性脉管炎、过敏性肺炎、急性间歇性卟啉病和甲状腺功能减退等。

（5）偶见粒细胞减少、可逆性血小板减少、再生障碍性贫血和中毒性肝炎。

5. 注意事项

（1）用药期间注意检查：全血细胞（包括血小板、网织红细胞及血清铁，2～3 年内应经常复查）、尿常规、肝功能、眼科检查及卡马西平血药浓度测定。

（2）服药期间注意安全，避免高空作业。

（3）治疗癫痫时不可骤然停药。

（4）禁忌与碳酸酐酶抑制剂、锂盐和抗精神病药同用。

（5）同服红霉素和异烟肼可使本品血药浓度升高。

二、加巴喷丁

加巴喷丁（Gabapentin）是 γ- 氨基丁酸（GABA）的衍生物，是第二代抗惊厥药。许多研究表明，它不仅具有抗痛觉异常作用，而且有抑制损伤后周围神经异位放电及中枢敏化的作用，已成为治疗神经病理性疼痛的一线用药。

1. 用法与用量

12 岁以上患者，给药第 1 天睡前服 300 mg；第 2 天每日 2 次，每次 300 mg；第 3 天为每日 3 次，每次 300 mg；之后维持此剂量服用。根据疗效增加剂量可至每日 900～1800 mg，最高达每日 3600 mg。

2. 适应证

临床上主要用于神经病理性疼痛的治疗，包括糖尿病性周围性神经痛、带状疱疹后神经痛、幻肢痛和外伤后神经痛。

3．禁忌证

对该药过敏者及急性胰腺炎患者禁服。

4．不良反应

包括嗜睡、眩晕、步态不稳、疲劳感和周围性水肿，常见于用药早期。从小剂量开始缓慢增加剂量，多数患者都能耐受。儿童偶尔会出现急躁、易怒，停药以后消失。

三、普瑞巴林

普瑞巴林（Pregabalin）是一个 3- 烷基化 GABA 同型体，从结构上与加巴喷丁相似，但比加巴喷丁具有更好的生物利用度和线性药动学，是新型 γ- 氨基丁酸（GABA）受体激动剂，能阻断电压依赖性钙通道。

1．用法与用量

（1）对糖尿病性周围神经病变，剂量从 50 mg，1 天 3 次开始，根据药效和患者耐受程度在 1 周内增加到 300 mg/d，通常认为糖尿病性周围神经病变者用量不要超过 300 mg/d。

（2）带状疱疹后神经痛者，剂量从 75 mg，1 天 2 次开始，可在 1 周内增加到 300 mg/d。

2．适应证

主要治疗糖尿病性神经痛和带状疱疹后神经痛。

3．禁忌证

普瑞巴林禁用于其药物成分过敏者。

4．不良反应

常见的不良反应有眩晕和嗜睡，但多数不良反应为轻中度，且呈剂量相关。

四、阿米替林

阿米替林（Amitriptyline）具有阻断多种离子通道，抑制 5- 羟色胺和去甲肾上腺素的重吸收等作用。

1．用法与用量

成人口服开始一次 10～50 mg，一日 2～3 次；然后根据病情和耐受情况逐渐增至一日 150～250 mg，一日 3 次，最高剂量一日不超过 300 mg；维持量一日 50～150 mg。

2．适应证

常用于偏头痛、糖尿病性周围神经痛、带状疱疹后神经痛等治疗。

3．禁忌证

严重心脏病、近期有心肌梗死发作史、癫痫、青光眼、尿潴留、甲状腺功能亢进、肝功能损害及对三环类药物过敏者禁用。

4．不良反应

常见不良反应包括多汗、口干、排尿困难、便秘、嗜睡、震颤和眩晕等。

五、帕罗西汀

帕罗西汀（Paroxetine）为强效高选择性 5- 羟色胺再摄取抑制剂，对自主神经系统和心血管系统的影响较小。

1．用法与用量

成人口服一般剂量为每日 1 次，每次 20 mg；服用 2～3 周后根据患者的反应，每周以 10 mg 量递增，每日最大量可达 50 mg。每日早餐时顿服，药片完整吞服。

2．适应证

主要用于治疗抑郁症、强迫症、惊恐障碍和社交焦虑障碍。

3. 禁忌证

（1）对该药及其成分过敏者禁用。

（2）该药不能与单胺氧化酶抑制剂合用以及不能在单胺氧化酶抑制剂治疗结束后 2 周内使用。

（3）该药不能与甲硫哒嗪合用。

4. 不良反应

常见不良反应为食欲减退、嗜睡、眩晕、恶心、便秘和性功能障碍等。

第 5 节　糖皮质激素类药物

糖皮质激素是疼痛治疗中最常见的药物，其药理作用非常广泛，具有抗炎、免疫抑制、抗毒素和抗休克作用，并对机体代谢和各器官系统的功能产生明显的影响。

一、地塞米松

地塞米松（Dexamethasone）为糖皮质激素的长效制剂，主要用于炎症性疼痛。

1. 用法与用量

（1）地塞米松可局部、静脉、关节腔、硬膜外间隙和骶管内注射给药。

（2）用于鞘内注注射每次 5 mg，间隔 1～3 周注射 1 次。

（3）关节腔内注射一般每次 0.8～4 mg，按关节腔大小而定。

2. 适应证

地塞米松主要用于炎性疼痛，如各种关节炎、软组织炎症、结缔组织炎、筋膜炎以及创伤性疼痛。

3. 禁忌证

对肾上腺皮质功能亢进、溃疡病、糖尿病、高血压、骨质疏松症、精神病、严重感染患者及孕妇应禁用。

4. 不良反应

长期或大量使用可致肥胖、高血压、胃和十二指肠溃疡（甚至出血和穿孔）、骨质疏松、水钠潴留以及精神异常等。

二、甲泼尼龙

甲泼尼龙（Methylprednisolone），又名甲基强的松龙，为人工合成的中效糖皮质激素，其抗炎作用是泼尼松的 1.25 倍。甲泼尼龙醋酸混悬剂分解缓慢、作用持久。

1. 用法与用量

甲泼尼龙醋酸混悬剂可局部注射和关节腔内注射给药，其用量为每次 10～40 mg。

2. 适应证

主要用于治疗慢性疼痛性疾病。

3. 禁忌证

肾上腺皮质功能亢进、肝功能不全、高血压、糖尿病、溃疡病、精神病、骨质疏松症、严重感染患者及孕妇禁用。

4. 不良反应

主要有高血压、骨质疏松、胃和十二指肠溃疡出血和水、钠潴留等。

三、复方倍他米松

复方倍他米松（Compound betamethasone）是由高溶解性的和低溶解性的倍他米松酯类构成的水溶液复合注射剂，成分为二丙酸倍他米松和倍他米松磷酸酯钠，具有较强的抗炎、抗风湿和抗过敏作用。

1. 用法与用量

（1）可肌内注射，也可供关节腔、滑膜腔及硬膜外隙等局部注射。

（2）关节内注射推荐剂量：局部用药每次 0.25～0.5 mL；关节内注射，大关节（膝、髋、肩）每次 1～2 mL；中等关节（肘、腕、踝）每次 0.5～1 mL；小关节（手、足）每次 0.25～0.5 mL。一般间隔 1～2 周注射 1 次，次数通常不超过 5 次。

2. 适应证

可用于糖皮质激素敏感的急慢性疾病，如类风湿关节炎、骨关节炎、强直性脊柱炎、关节滑膜炎、神经根炎、肌筋膜炎等。

3. 禁忌证

（1）复方倍他米松不可静脉或皮下注射。

（2）对甲状腺功能减退、肝硬化、眼部单纯疱疹、活动性结核及婴儿、儿童慎用，全身真菌感染者禁用。

（3）严重精神疾病、癫痫、胃或十二指肠溃疡、角膜溃疡、骨折或伤口修复期、严重高血压或糖尿病患者、严重感染患者及孕妇禁用。

4. 不良反应

常见血压、血糖增高，表现为头痛、头晕，偶有欣快感、情绪波动。

第6节 局部麻醉药

局部麻醉药（简称局麻药）是一种能暂时、完全和可逆地阻断神经传导功能的药物，它在临床麻醉和疼痛治疗中的应用相当广泛，主要用于神经阻滞疗法。

一、利多卡因

利多卡因（Lidocaine），是酰胺类局部麻醉药，其药理特点是穿透力强，弥散性好，起效快（局部注射后 3～5 分钟起效），作用时间短。

1. 用法与用量

利多卡因可局部注射，也可通过椎管内给药，常用 2%～4% 溶液行黏膜表面麻醉与镇痛，局部注射用 0.25%～0.5% 溶液，神经阻滞和硬膜外阻滞用 0.4～1% 溶液，成人一次最大剂量不超过 400 mg。

2. 适应证

利多卡因用于神经阻滞疗法，可治疗各种急慢性疼痛，如头痛、颈肩痛、胸背痛和腰腿痛等。

3. 禁忌证

有Ⅱ、Ⅲ度房室传导阻滞、肝功能不全、休克患者禁止使用，肾功能不全患者应慎用。

4. 不良反应

注入过快或剂量过大时，患者可出现头晕、眼花、耳鸣、寒战，甚至发生局麻药中毒反应，应警惕。

二、罗哌卡因

罗哌卡因（Ropivacaine），又名罗比卡因。是第一个纯左旋体长效酰胺类局麻药，有麻醉和镇痛双重效应，大剂量可产生外科麻醉效应，小剂量时则产生感觉阻滞（镇痛）伴有局限的非进行性运动神经阻滞。加用肾上腺素不改变罗哌卡因的阻滞评分和持续时间。

1．用法与用量

罗哌卡因可通过局部注射、硬膜外给药或区域阻滞治疗急慢性疼痛，也可用PCA方法进行手术后镇痛和癌痛治疗。罗哌卡因尤其适用于无痛分娩和产科镇痛。局部注射及硬膜外镇痛用0.125%～0.25%溶液，随着用药浓度的增加，可产生运动神经阻滞。

2．禁忌证

对酰胺类局麻药过敏的患者应禁用罗哌卡因。严重肝功能不全者、孕妇、12岁以下的儿童慎用。

3．不良反应及注意事项

罗哌卡因对中枢神经系统和心血管系统的毒性较丁哌卡因小，除了误注入血管内或过量等意外事件，其他的副作用是少见的，是一种较为安全的局麻药。要将其与阻滞神经本身引起的反应相区别，如硬膜外麻醉时的血压下降和心动过缓。

第7节　其他类药物

一、神经破坏药物

神经破坏性药物能够长久地阻滞与疼痛有关的神经传导，常用于顽固性癌症疼痛及某些神经病理性疼痛的神经毁损疗法，包括周围神经、蛛网膜下隙、硬膜外隙、腹腔神经丛、颈交感神经节、胸交感神经节和腰交感神经节化学性毁损术等。

无水乙醇（absolute ethyl alcohol），又名无水酒精，疼痛治疗所用者浓度为含量在99.5%以上，比重为0.789。无水乙醇作用于神经组织后，3～10天起效，镇痛作用一般维持6～18个月，触温觉及运动障碍约持续2～6个月。

1．用法用量

可局部注射，也可经硬膜外隙、蛛网膜下隙给药。用量为每次0.5～5 mL，可反复使用，直到达到满意的镇痛效果。

（1）末梢神经阻滞常采用50%的乙醇。

（2）神经根阻滞常采用30%～100%的乙醇。

（3）硬膜外间隙阻滞常采用30%～50%的乙醇。

（4）腹腔丛神经阻滞及交感神经节阻滞常采用50%～100%的乙醇。

2．适应证

无水乙醇主要用于顽固性疼痛及某些神经病理性疼痛的治疗。

3．禁忌证

非恶性疼痛的治疗不主张使用无水乙醇。

4．不良反应

无水乙醇神经毁损常见不良反应有注射部位疼痛、出血、水肿、阻滞部位麻木感或感觉异常、肌无力、运动功能受损和酒精性神经炎等。尿潴留和排便失禁少见，主要发生在腰骶部椎管内注射时，高位注射少见。

二、骨骼肌松弛药

（一）乙哌立松

乙哌立松（Eperisone）是中枢性肌肉松弛药，作用于中枢神经系统和血管平滑肌 γ- 运动神经元，减小肌梭的灵敏度，从而缓解骨骼肌的紧张，并且通过扩张血管而改善血液循环，从多方面阻断肌紧张亢进—循环障碍—肌疼痛—肌紧张亢进这种骨骼肌紧张的恶性循环。

1. 用法与用量

每次口服 50 mg，每日 3 次，1.6～1.9 小时血浆浓度为 7.5～7.9 ng/mL，半衰期为 1.6～1.8 小时。

2. 适应证

（1）疼痛治疗中主要用于改善下列疾病的肌紧张状态：颈背肩臂综合征、肩周炎、腰痛症等。

（2）用于改善下列疾病所致的痉挛性麻痹：脑血管障碍、痉挛性脊髓麻痹、颈椎病、手术后遗症（包括脑、脊髓肿瘤）、外伤后遗症（脊髓损伤、头部外伤）、肌萎缩性侧索硬化症、脊髓小脑变性症、脊髓血管障碍、亚急性脊髓神经症（SMON）及其他脑脊髓疾病。

3. 禁忌证

严重肝肾功能障碍、伴有休克者及哺乳期妇女禁用。

4. 不良反应

（1）皮肤：皮疹、瘙痒等。

（2）精神神经方面：失眠、头痛、困倦、身体僵硬、四肢麻木、知觉减退和四肢无力等。

（3）消化系统：恶心、呕吐、食欲下降、胃部不适、口干、便秘、腹泻、腹痛和腹胀等，偶有口腔炎。

（4）泌尿系统：尿闭、尿失禁、尿不尽感等。

（5）全身症状：全身倦怠，偶头晕和肌张力减退等。

（6）其他：颜面潮红、出汗等。

出现下列不良反应时应立即停止用药：休克、肝功能异常、肾功能异常及血液学检查异常（包括红细胞计数，血红蛋白值）。

（二）氯唑沙宗

氯唑沙宗（Chlorzoxazone）是中枢性肌肉松弛剂，主要作用于脊髓和大脑皮质下区域而产生肌肉松弛效果。口服后 1 小时内起效，持续 3～4 小时。

1. 用法与用量

成人每次 0.25 g，每日 3～4 次，症状严重者可酌情加量。

2. 适应证

适用于各种急慢性软组织（肌肉、韧带、筋膜）扭伤、挫伤、运动后肌肉酸痛、肌肉劳损所致的疼痛、由中枢神经病变引起的肌肉痉挛等。

3. 禁忌证

（1）肝、肾功能损伤者慎用。

（2）对氯唑沙宗过敏者禁用。

4. 不良反应

以恶心等消化道症状为主，其次是头晕、嗜睡等神经系统反应。不良反应一般较轻微，可自行消失或在停药后缓解。

三、维生素

（一）维生素 B_1

维生素 B_1（Vitamin B_1），又称硫胺素或抗神经炎素，为水溶性维生素。维生素 B_1 肌内注射吸收快而完全，口服吸收有限，在体内贮存较少，过量部分以原形由肾排出。

1. 用法与用量

成人每次 10～30 mg，每日 3 次，加入到疼痛治疗复合液中使用，可局部注射、关节腔内或硬膜外隙给药。

2. 适应证

维生素 B_1 在疼痛治疗中主要用于神经炎和神经痛的治疗，如面神经炎、三叉神经痛等。

3. 不良反应

静脉注射维生素 B_1 偶见过敏反应，无其他不良反应。

（二）维生素 B_{12}

维生素 B_{12}（Vitamin B_{12}），参与体内甲基转换及叶酸代谢，促进 5-甲基四氢叶酸转变为四氢叶酸，缺乏时，导致 DNA 合成障碍，影响红细胞的成熟。肌内注射后吸收迅速而完全，约 1 小时血药浓度达峰值，作用时间约 8 小时。

1. 用法与用量

成人用量每次 0.5～1.0 mg，与维生素 B_1 一样，亦加入到疼痛治疗复合液中使用，可局部注射、关节腔内或硬膜外隙给药。

2. 适应证

在疼痛治疗中主要用于神经痛的治疗。

3. 不良反应

维生素 B_{12} 可引起过敏反应，使用时应注意。

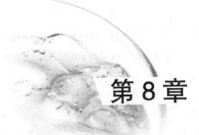

第8章

疼痛科常用物理治疗

第1节　体外冲击波疗法

体外冲击波是利用液电能量转换和传递原理及电磁效应，使不同密度组织之间产生能量梯度差，产生裂解硬化骨、松解粘连、刺激微血管再生和促进骨生成等作用，从而达到治疗疾病的目的。

一、作用机制

1. 改变患处的化学环境，使组织产生并释出抑制疼痛的化学物质。
2. 破坏疼痛受体的细胞膜，抑制疼痛信号的产生及传导。
3. 促进内啡肽的产生，降低患处对疼痛的敏感度。
4. 改善治疗区域的新陈代谢和减轻患处的炎性反应，促进组织康复。
5. 松解患处钙质沉积，减轻水肿及增加组织的机械负荷。

二、适应证

1. 骨骼肌肉方面　主要适用于肌肉、筋膜、肌腱、关节等软组织疼痛，尤其对软组织粘连和肌腱钙化有较好的疗效。经典适应证：肩周炎、肌腱炎（钙化性、非钙化性）、腱鞘炎、网球肘、高尔夫球肘、肩、肘或膝关节滑囊炎、跟腱痛、伴或不伴骨刺的肌筋膜炎等。
2. 其他学科领域　股骨头缺血性坏死、骨不连、糖尿病足、压疮、美容医学、神经康复医学等。

三、禁忌证

1. 全身因素　严重心脏病、高血压、安装心脏起搏器、出血性疾病、凝血功能障碍、感染活动期、14岁以下儿童及妊娠妇女。
2. 局部因素　皮肤破溃、肌腱及筋膜急性损伤、病理性骨折、感染性骨不连、脑、脊髓、肺、大血管、重要神经干走行处及有关节液渗漏者。
3. 相对禁忌证　有抗凝血剂使用者，特别是苯丙香豆素（维生素K拮抗剂），可的松治疗中及结束6周以内者。

四、操作方法

1. 治疗前准备　治疗前测量血压、心率（脉搏）、体温，询问相关病史，向患者简单介绍治疗原理和治疗过程中可能出现的反应。
2. 设备安装　①连接电源线；②将子弹、探头装入治疗手柄，将手柄插入主机插孔（红点对应）；③打开主机后部的电源开关，设备准备完毕。
3. 标准设置　①根据病情设置初始压力、治疗频率；②将足量耦合剂涂于患处，触发手柄开关开始治疗；③每一疗程开始前，将计数器清零。

4．治疗过程　患者采取舒适体位，治疗部位正对冲击波发生器，以局部压痛点为中心，调节发射体第二焦点至治疗部位。治疗参数：工作电压 7～10 kV，每次冲击 600～1000 次，治疗间隔 1～2 周。治疗后休息 30～60 分钟，无特殊不适方可离开。

五、治疗优势

1．体外冲击波是一种非侵入治疗技术，安全、可靠、痛苦小。

2．能减少或完全替代镇痛药、推拿按摩和其他物理治疗等方法而节省治疗费用。

3．相对于传统的外科手术，该项技术有很多优势，如不必住院、疗效显著、治疗风险低、并发症少和治疗周期短等。

六、治疗过程中常见问题与注意事项

1．治疗过程中，部分患者会出现轻微疼痛，尤其是病变部位略明显，但均可耐受，要及时与治疗医师沟通以进行能量调节。

2．很多患者在治疗后会即刻感觉疼痛明显减轻，之后逐渐感觉治疗部位有轻微发热。有些患者在治疗后的几天内会感到治疗部位有轻微不适或疼痛有所加重，是机体自身适应和修复过程。

3．治疗过程中及治疗结束初期，尽量减少运动及损伤处的活动，使治疗部位得到充分休息与修复，多饮水，湿热敷局部。

第2节　经皮神经电刺激疗法

经皮神经电刺激疗法（TENS）是应用电脉冲波刺激仪，通过放置于身体相应部位皮肤上的双电极产生低压电流，对皮肤机体神经末梢进行温和刺激以达到提高痛阈、缓解疼痛的一种方法。

一、作用机制

1．闸门学说　TENS 能产生一种刺激，使粗神经纤维兴奋，关闭了疼痛传入的闸门，从而缓解了疼痛症状。

2．内源性吗啡样物质释放学说　一定的低频脉冲电流刺激，激活了脑内的内源性吗啡多肽能神经元，引起内源性吗啡样多肽释放而产生镇痛效果。

3．促进局部血液循环　TENS 除镇痛外，对局部血液循环也有促进作用，治疗后局部皮温上升 1～2.5℃。

二、适应证

1．软组织等运动系统疼痛　急性软组织损伤、肌痉挛、颈椎病、肩周炎、腰肌劳损、退行性骨关节炎、肌筋膜炎和风湿性关节炎等。

2．周围神经炎　带状疱疹后神经痛、糖尿病性周围神经病变、神经炎、神经根病变等。

3．周围血管性疾病　闭塞性脉管炎、雷诺病等。

4．其他　分娩痛、术后痛和肌肉失用性萎缩等。

三、禁忌证

1．心脏起搏器植入者。

2．有出血倾向或出血性疾病。

3．急性感染性疾病、皮肤感染。

4. 孕妇禁用，经期慎用。

5. 恶性肿瘤者。

四、TENS 操作方法及注意事项

1. TENS 治疗仪，配有导线和专用表面电极。

2. 电极安置：电极放置原则上根据神经走行，选择支配疼痛区域的神经末梢、神经干或激痛点（疼痛部位）。

3. 刺激方式和参数　刺激频率为 2 Hz（低频）到 100～200 Hz（高频），波宽为 0.1～0.2 ms，刺激时间一般为 20～30 分钟。根据患者的感受调整刺激的参数，以患者有刺激感并能耐受或感到舒适为准。

4. 电极的湿度以挤不出水为适当。

第 3 节　威伐光 wIRA® 深部炎症治疗

威伐光是一种覆盖很宽的光谱波段，其光谱为 560～1600 nm，可对皮下 7～10 cm 深部炎症进行治疗，可以精准地削减其中容易引发皮肤热效应波段的光能，利用高达 500～750 W 光源的超高光穿透 7～10 cm 皮下，有效用于深部炎症治疗。

一、作用机制

1. 热作用　局部毛细血管及小动脉扩张，血流加速促进血液及淋巴循环，加强局部组织营养，加速代谢产物的排出，使细胞活力加强，促进组织修复及再生。

2. 消炎作用　局部白细胞浸润，网状内皮细胞吞噬能力增强，使生物免疫过程加强，促进免疫双向调节，减轻过敏及炎性反应。

3. 镇痛作用　使肌肉松弛，解除肌肉痉挛，能增强线粒体氧合作用、CAT 酶促反应，抑制 5- 羟色胺，抑制交感神经兴奋。

二、适应证

急慢性软组织损伤和肌肉劳损、关节炎、滑膜炎、关节腔积液、腱鞘炎、面神经麻痹后遗症、带状疱疹、伤口愈合、溃疡面愈合、湿疹和Ⅲ期以下压疮。

三、禁忌证

1. 对光敏感者：卟啉症、热荨麻疹。

2. 肢端禁忌证：急性静脉血栓、静脉曲张（曲张血管处）、严重动脉闭塞疾病、淋巴水肿、动脉溃疡、神经溃疡和急性不明原因皮肤疾病。

3. 躯干禁忌证：严重发热疾病、心脏功能不全、动脉血管损害、呼吸功能不全、甲亢、孕妇和带有心脏起搏器患者。

4. 头部禁忌证：急性腮腺炎、白内障、青光眼和癫痫。

四、操作方法

1. 将方向杆对准病患部位，接通电源。

2. 确认电源接通后将机身下方黑色按钮按至"0"挡。

3. 确认机身上方显示屏出现时间显示。

4．设定时间："TC"按钮共需按四次。按第一次为设定小时，按第二次为设定分钟，按第三次为设定秒数，以上三个数字时间值可用"＋/－"进行设定，设定完毕后再按一次"TC"按钮进行时间锁定，每次照射以 20～30 分钟为宜。

5．开机：时间设定完后按"start（开）"键，进行机器的运行工作。

6．关机：时间设定完后按"stop（关）"键，风扇停止转动时拔下电源。

五、注意事项

1．使用前确认病患部位置于方向杆处，距离患部位置 30 cm（以指示杆距离为标注）。

2．使用过程中，不可触碰设备镜头及散热风扇处，避免高温烫伤。

3．使用过程中，不可直视发光处，正面照射患者必须佩戴护目镜方可运行，避免造成眼部伤害。

4．直接照射患者病灶区，须裸露皮肤照射，不得有衣物覆盖。

5．治疗完毕后，等散热风扇停止转动后方可将电源关闭。

6．镜头可用软布/棉布/绒布进行擦拭清洁。

第4节　红外偏振光治疗

红外偏振光治疗仪（商品名：超激光疼痛治疗仪），是将光电技术与西医解剖学、神经学以及中医经络学针灸原理有机结合研制出的一种以治疗疼痛和骨伤为主的新产品。

一、作用机制

红外偏振光以其自身的光学特性产生强烈的光针刺激和温灸效应，对人体的神经系统、循环系统、消化系统、内分泌系统和免疫系统进行调整，从而改变机体的病理生理过程，使之恢复生理平衡和维持内环境稳定，达到治病目的。这种"光针"通过照射神经根、神经干、神经节、痛点和穴位，可以产生以下作用：

1．抑制神经兴奋，松弛肌肉，使疼痛部位充分进行有氧代谢，阻断疼痛的恶性循环，达到解除肌肉痉挛、缓解疼痛的目的。

2．加速组织活性物质的生成和疼痛物质的代谢，尽快消除炎症和水肿。

3．扩张血管，增加血流量，改善局部微循环，加强组织营养，促进创伤愈合。

4．调节自主神经系统，促进淋巴循环，稳定机体的内环境，增强机体免疫力。

二、适应证

1．各种慢性肌肉痛和关节痛：颈肩综合征、肩周炎、网球肘、肌腱炎、腱鞘炎。

2．头痛、偏头痛、失眠、神经衰弱、三叉神经痛、面肌痉挛、面瘫、雷诺病和非典型面部痛。

3．不定陈述综合征、坐骨神经痛、盆腔炎、肋间神经痛、颞颌关节炎、褥疮、带状疱疹和带状疱疹后神经痛等。

4．过敏性鼻炎、突发性耳聋、扁桃体炎和牙龈炎等。

三、禁忌证

1．孕妇。

2．有出血倾向或出血性疾病。

3．知觉与认知功能障碍，不能表达自己意愿需要他人照看者。

4．患有传染性、恶性肿瘤疾病患者。

5．高热、活动性结核、急性化脓性炎症。

6．植有心脏起搏器或类似材料用于维持生命的医疗电子仪器（含所有植入金属人工心脏瓣膜及人工体内金属）患者。

四、操作方法

1．患者取坐位或卧位，暴露照射部位。

2．在治疗开始前根据病情选好照射点。

3．根据需要设置治疗时间、输出功率（温热舒适为最佳治疗状态），偏振光输出还需设置好照射时间及间断时间，靶灯治疗头距离照射部位 10 cm 左右，按"启动键"开始治疗。

4．治疗时尽量以患者舒适的方式进行，照射星状神经节时应让患者仰卧于治疗床上，不要垫枕头，采用固定式照射，将红外偏振光治疗头垂直地紧贴星状神经节体表部位进行照射；照射颈、肩、腰、背等部位时可以让患者俯卧于治疗床上，或骑坐在有靠背的椅子上，采用固定式照射，将红外偏振光治疗头垂直地紧贴患处进行照射；照射胸、腹、上肢、下肢等部位时可以让患者手握由光导纤维束传导的红外偏振光治疗头，垂直地照射患处；治疗风湿、带状疱疹、颈肩腰腿痛等大面积患处时，靶灯治疗头距离照射部位 10 cm 左右。

5．治疗完成后对各治疗头与患者的接触部位使用酒精棉球擦拭，避免交叉感染。

五、治疗优势

1．无损伤、感染危险，无痛苦，无明显副作用及并发症，患者易于接受。

2．操作简单，治疗时间短。

3．适应范围广，可用于对药物有过敏反应、高龄等不宜神经阻滞的患者。

4．一定程度上可作为神经阻滞的辅助疗法或替代疗法。

六、治疗过程中常见问题与注意事项

1．用大功率照射同一部位时间过长会引起烫伤。

2．治疗头应垂直于照射部位，避免用黑颜色标记照射部位，标记位置应环绕照射光斑之外，勿与照射部位重叠。

3．严禁隔衣物照射。

4．照射之前，要向患者讲清楚，以患者感到"温热舒适"为最好的治疗状态。一般照射 1～3 分钟后应及时询问患者感受，光照过热时不要强忍，要根据患者的感觉及时调整"输出功率"或"照射时间"及"间断时间"，以免造成烫伤。

5．对糖尿病引起的足趾坏死患者或刚做完神经阻滞的患者，因患处感觉障碍，治疗头"输出功率"不宜过大。

第 5 节　银质针导热疗法

银质针由纯银、铜与其他金属铸制而成，针体粗，直径为 1 mm，具有良好的导热性。皮肤进针点温度多在 43～45℃之间，组织温度约 37℃，存在温差梯度，组织内针身温度会进而升高。骨骼肌组织由于轻度热损伤能出现炎性改变、细胞凋亡、再生修复过程。临床上观察到银质针到体内后患者有 2～3 周的肌肉无力现象，且骨骼肌张力较治疗前降低，可能与软组织轻微热损伤有关。

一、作用机制

临床研究表明，银质针导热疗法功效：①消除炎症反应；②增加局部血供；③松解肌肉挛缩。通过银质针导热的综合治疗作用，可解决炎症致痛、缺血致病、痉挛致痛临床问题。王福根教授等（2003）对 26 例软组织损害性腰腿病患者，采用新式半导体测温仪（测试温度精确至 0.1℃），进行银质针治疗靶区深部软组织温度测定，自套筒式探头加热开始至银质针起针后 15 分钟内每 1 分钟实时测量，获得加热时与加热后温度变化曲线。尽管测试各异，但是基本形态略同，即加热开始肌肉软组织温度低于体温（36.5～37℃），并逐渐下降 1～3℃，加热 10 分钟后治疗区域温度缓慢上升到体温水平。多数测试者在起针后实测温度高于体温 1～2℃，银质针拔出后，体内测定温度上升速率加快。由此推测，在室内常温下，银质针加热在体内软组织中传导扩散的速度与肌肉的挛缩程度、肌肉血管开放数量及肌肉血流量等因素相关。 肌肉的松弛效应和增加局部血运的作用主要发生于起针以后，而非在银质针加热之中，纠正了既往的推测或认识。

国外学者提出慢性痛防治新概念，发现慢性痛患者中枢神经系统普遍出现功能异常的体征：感觉信息处理过程中的增益加大，神经血管控制功能的反应性提高，持久的免疫源性及神经源性炎症控制系统功能降低，外周躯体感觉在皮层代表区域发生扭曲等。认为一个正常的伤害感觉系统可作为生理及行为的"负反馈"调节系统，其控制部分可与伤害性刺激相抗衡，对痛觉进一步发展起到抑制作用。相反，对于神经系统功能异常的慢性疼痛患者，伤害性刺激则激发"正反馈"过程，进而加剧疼痛，导致稳态的失衡。据此，从临床上慢性疼痛得到迅速而又持久的控制来看，证实了上述见解。可以设想，银质针导热疗法的综合治疗作用，有利于机体发挥并维持神经系统稳态效应，其功能异常可得到控制。

二、适应证

1. 由颈椎管或腰椎管外软组织损害所致的各部位慢性疼痛

（1）头面部痛；

（2）颈肩臂痛；

（3）肩周炎；

（4）腰臀腿痛；

（5）骶髂关节痛；

（6）股骨头缺血性坏死；

（7）膝关节痛；

（8）跟腱痛。

2. 与软组织损害相关的血管神经受累的临床症状

（1）半身麻木、发凉、多汗、上肢或下肢发凉、麻木、肌萎缩；

（2）头晕、眩晕、耳鸣、视物模糊；

（3）猝倒、头部发木、眼胀、张口困难。

3. 与软组织损害相关的脏器功能障碍的征象

（1）痛经、阳痿、生殖器痛；

（2）胸闷、气短、心悸；

（3）腹胀、腹痛、便秘；

（4）尿频、尿急、排尿无力。

三、禁忌证

1. 严重的心脑血管病、肾功能衰竭者；
2. 月经期、妊娠期或贫血衰弱者；
3. 血小板减少等血液疾病或有出血倾向者；
4. 局部皮肤有过敏性或感染性疾病者。

四、操作步骤

1. 采取相应舒适的体位　如针刺头颈背部采取颈部前屈坐位，针刺腰部或臀部则采取俯卧、侧卧体位，针刺股内侧部或膝踝关节部取仰卧位，以利于操作且可避免发生晕针。

2. 确定针刺部位与范围　在软组织痛的特定病变组织中选取压痛点，一般压痛点之间的针距为 1.0～2.0 cm，故称为"密集型"针刺法。压痛点多为肌肉或肌筋膜与骨膜的连接处、肌筋膜间隔或骨纤维管处，具有严格的解剖学分布，同手术松解的部位和范围相一致。选取痛点须正确，切勿遗漏。

3. 局部消毒与麻醉　用 0.5% 利多卡因注射液皮内注射，每个进针点各做直径约 5 mm 的皮丘，使银质针加热时进针点皮肤不会感觉刺痛与灼痛。对于较大压痛区域如腰部、臀部或颈背部，可采用恩纳乳剂（利多卡因与丙胺卡因混合剂）局部涂抹进针点，1 小时后即能产生表面麻醉作用，进针区域皮肤及皮下组织可无痛感。

4. 进针　选择无菌、长度匹配的银质针分别刺入皮丘，对准深层病变区域方向做直刺或斜刺，经皮下肌肉或筋膜直达骨膜附着处（压痛点），引出较强烈的酸沉胀麻针感为止。通常软组织病变愈严重，其针感痛觉愈强。每枚针刺入组织到位后即可，不必用手法提插捻针，这与一般针刺疗法有所不同。

5. 连接巡检仪探头加热　在每一枚银质针针体尾端，套上竹筒式加热探头。探头下端距离皮肤进针点一般要保持 3～5 cm，以免距离皮肤过近而发生烫伤。探头加热时患者自觉患部深层组织有舒适的温热感。由于皮肤麻醉，进针处针体温度控制在 43～44℃，所以皮肤不会产生灼痛。银质针导热控温巡检仪加热探头接触针柄的温度一般调节在 80～110℃，每枚针的针柄温度可以在巡检仪上实时连续显示，便于医师了解掌握仪器的工作状态。

6. 起针　探头加热 15 分钟后关机，待银质针冷却后逐一起针。尔后在每枚针的针眼处涂以 0.3%～0.5% 碘伏，纱布覆盖，3 天内不浸洗患部或不与水接触，以免进针点皮肤软组织感染。

五、注意事项

1. 在同一个病变区域通常仅做一次银质针导热治疗，多个病变区域的治疗，间隔时间以 2 周为宜。因银质针导热治疗后人体软组织会进行一次应力调整，特别是邻近部位表现为明显的肌紧张，而针刺导热部位则往往处于肌松弛状态，如会感觉到肢体无力。

2. 对颈椎和胸椎病变的伸肌群，尤其是颈胸椎棘突两旁椎板、肩胛骨脊柱缘附着处软组织进针要特别谨慎，切勿刺伤胸膜或脊髓。锁骨上窝软组织病变区域禁忌行银质针治疗。

3. 银质针导热治疗无须用针刺手法产生补泻作用，也无须用强刺激手法产生镇痛作用。因为密集型进针方法能够产生显著的镇痛作用和肌肉松弛效应。

4. 通常银质针导热治疗，每个疼痛区域的肌肉与筋膜在 1 个月后才能出现松弛效应。所以，如果需要再重复治疗以增强疗效，应在 2 个月后施行。因每个患者病情严重程度不同、病变区域大小与分布不同，治疗时须确定主次部位和先后区域。一般先从原发的、严重的、主要的病变区域着手，然后向躯干上下或上下肢体延伸，逐个区域进行治疗。

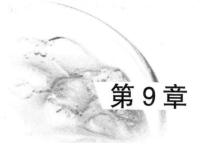

第 9 章

红外热成像检查

医用红外热成像是医学技术、红外摄像技术和计算机多媒体技术结合的产物，是一种记录人体热场的影像技术。自从 1956 年英国医师 Lawson 用红外热成像技术诊断乳腺癌以来，医用红外热成像技术逐步受到人们的注意。目前，因该检查具有无创、安全、直观与客观等优势，目前广泛被用于疾病包括慢性疼痛的辅助诊断以及临床疗效评估。

一、检查原理

人体是一个各部位温度不等的生物发热体。正常情况下，人体处于代谢基本平衡状态，其温度分布表现出稳定性和对称性。当人体某一区域组织细胞发生异常或病理性改变，导致新陈代谢异常活跃或异常减低时，该处温度则会出现异常增高或降低。

红外热成像检查系统将人体温度分布以彩色图像形式显示出来，医师在对人体温度分布的红外热影像进行定量测量后，即可评价有无病症及病症部位、性质和程度。临床经验表明：急性炎症、恶性肿瘤导致红外热成像上相应部位温度偏高；栓塞、微循环下降，红外热成像上则温度偏低。

二、疼痛科相关适应证

1. 头面部　炎症，面神经麻痹，头面部疱疹及疱疹后神经痛等；

2. 颈、肩部及双上肢　颈椎病，肩关节肿瘤，颈、肩部软组织损伤，肩周炎，上肢血管疾病、神经损伤等；

3. 胸、背部　胸椎退行性病变，胸背部疱疹及疱疹后神经痛，肋间神经痛，乳腺、胸椎、肺部肿瘤，脊柱压缩性骨折等；

4. 腹部　肝、胆、脾、胰等器官肿瘤和炎症等；

5. 腰、臀及双下肢　腰椎间盘突出，腰、臀及下肢软组织疾病、炎症等，周围血管性疾病如静脉曲张、血栓闭塞性脉管炎、动脉硬化闭塞症等，膝关节骨性关节炎，股骨头坏死等。

三、操作方法

1. 调节室温至 23~25℃；嘱患者充分休息，于拍摄前 15 分钟脱衣，避免衣着影响并避免运动等诱发体温变化的影响；

2. 按正确顺序开机，录入患者信息；

3. 充分向患者说明拍摄姿势；

4. 充分对焦，调整温度分布范围后采集图像；

5. 对关心区域温度进行测量，并根据具体部位进行左右 / 上下对比分析，对图像进行解读（图 9-0-1）。

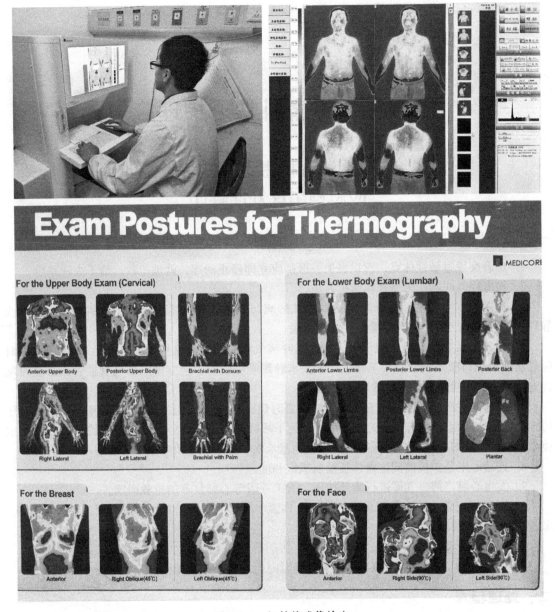

图 9-0-1　红外热成像检查

四、注意事项

1. 告知患者扫描前勿用冷水洗手，勿抓挠检查部位；B 超、心电图等检查均应安排红外热成像仪检查之后。

2. 女士月经期、感冒患者、皮肤传染病患者，不能耐受在 20～24℃环境中全裸静站进行扫描者，需经期后或痊愈后方可进行预约扫描。

3. 红外热成像仪在开机后，先进行内部温度校准，在图像稳定后进行功能设置修正。

4. 热成像系统的测温量程，宜设置修正在环境温度与温升（10～20 K）之间进行检测。

5. 红外测温仪的测温辐射率，应正确选择被测物体材料的比辐射率（ε）进行修正。

6. 检测时应充分利用红外热成像仪的有关功能（温度宽窄调节、电平值大小调节等）达到最佳检测效果，如图像均衡、自动跟踪等。

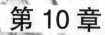

第 10 章

疼痛科常见护理应急预案

第1节 神经阻滞治疗患者发生过敏性休克的应急预案及处理程序

一、应急预案

1. 患者突发过敏性休克，意识丧失，医师应立即停止治疗，就地抢救，给予去枕平卧。
2. 按专用呼叫器，急速呼叫医护人员。
3. 遵医嘱皮下注射肾上腺素 1 mg，小儿酌减。如症状不缓解，每隔 30 分钟再皮下注射或静脉注射 0.5 mL，直至脱离危险期，注意保暖。
4. 改善缺氧症状，给予氧气吸入或简易呼吸气囊（调高氧流量 6～8 L/min）；呼吸抑制时应遵医嘱给予口咽通气管、人工呼吸；喉头水肿影响呼吸时，应立即准备气管插管，必要时配合施行喉镜、气管切开，保持呼吸道通畅。
5. 迅速建立静脉通路，补充血容量，必要时建立两条静脉通路。遵医嘱应用晶体液、升压药维持血压，应用氨茶碱解除支气管痉挛，给予呼吸兴奋剂。此外，还可给予抗组胺药及糖皮质激素类药物，如多巴胺、阿托品、安定、地塞米松、氨茶碱等治疗室一定要备用。
6. 连接心电监护仪监测生命体征及血氧饱和度。
7. 发生心脏停搏，立即进行胸外按压、人工呼吸等心肺复苏的抢救措施。
8. 观察与记录，密切观察患者的意识、体温、脉搏、呼吸、血压、尿量及其他临床变化，患者未脱离危险前不宜搬动。
9. 安抚患者及家属。
10. 按《护理文件书写内容与格式》规定时间内及时、准确地记录抢救过程。

二、处理程序

立即停止治疗→平卧→皮下注射肾上腺素→改善缺氧症状→补充血容量→解除支气管痉挛→发生心脏停搏行心肺复苏→密切观察病情变化→告知家属→记录抢救过程。

三、抢救备用物品

1. 药物
（1）生理盐水、葡萄糖、林格液、碳酸氢钠等。
（2）盐酸肾上腺素、多巴胺、阿托品、地西泮、地塞米松等。
2. 输液用物一套。
3. 吸氧装置一套。
4. 吸痰装置一套。
5. 心电监护仪、电极片一套。

6. 简易呼吸气囊、面罩、口咽通气管、气管插管、喉镜、麻醉机。

备注： 急救物品做到定位放置、定数量、专人管理、专册登记、定期检查，用后及时补充，每日检查，保证所有用物必须处于完好急用状态。

第 2 节　阿片类药物中毒的应急预案及处理程序

一、应急预案

1. 患者突发阿片类药物中毒，立即停药，就地抢救，并迅速呼叫医护人员。

2. 改善缺氧症状，给予氧气吸入，呼吸抑制时应遵医嘱给予人工呼吸，喉头水肿影响呼吸时，应立即准备气管插管，必要时配合施行气管切开。

3. 迅速建立静脉通路，补充血容量，必要时建立两条静脉通路。遵医嘱应用晶体液、升压药维持血压，应用氨茶碱解除支气管痉挛，给予呼吸兴奋剂，此外还可给予抗组胺药及糖皮质激素类药物。静脉注射拮抗药纳洛酮 0.005～0.01 mg/kg，成人 0.4 mg，并根据病情静脉持续输注。

4. 连接心电监护仪监测生命体征及血氧饱和度。

5. 口服中毒者应立即彻底洗胃，口服时间超过 6 小时以上的亦应洗胃（先取碘酒 20～30 滴，温开水送服，再用 1∶15 000 高锰酸钾溶液或 5% 碳酸氢钠液洗胃），灌入硫酸钠 30 g，导泻。

6. 观察与记录，密切观察患者的意识、体温、脉搏、呼吸、血压、尿量及其他临床变化，患者未脱离危险前不宜搬动。

7. 按《医疗不良事件上报制度》规定时间内上报，及时、准确地记录抢救过程。

二、处理程序

立即停药→迅速报告医师→改善缺氧症状→补充血容量→给予阿片类拮抗剂→洗胃和导泻→密切观察病情变化→告知家属→记录抢救过程。

第 3 节　椎间盘胶原酶化学溶解患者术后擅自起床的应急预案及处理程序

一、应急预案

1. 术前做好谈话及交流工作，反复告知患者及家属绝对卧床休息的重要性以及擅自起床可能出现的危险。

2. 患者若擅自起床，应与家属一起协助患者返回病房，卧床，并迅速报告医师。

3. 配合医师对患者进行检查，重点注意下肢肌力、感觉功能变化，根据病情采取必要的急救措施。

4. 与患者及家属交流，放松心情，再次强调擅自起床可能出现的危险，杜绝此类事件的发生。

5. 加强巡视至病情稳定。巡视中严密观察病情变化，发现病情变化，及时向医师汇报。

6. 及时、准确地记录病情变化，认真做好交接班。

二、处理程序

术前谈话→发现擅自起床→协助患者返回病床→报告医师→判断病情→采取急救措施→加

强巡视→密切观察病情变化→准确记录→做好交接班。

第4节　介入术中患者发生呼吸心脏停搏的应急预案及处理程序

一、应急预案

1. 患者发生呼吸心脏停搏时，应立即行胸外心脏按压、人工呼吸，快速建立静脉通道，根据医嘱应用抢救药物；同时呼叫其他医务人员帮助抢救。在抢救过程中应注意心、肺、脑复苏，必要时开放两条静脉通道。

2. 患者出现呼吸心脏停搏时，先行胸外心脏按压术，未行气管插管的患者，应立即行气管插管辅助呼吸，必要时再开放一条静脉通道。

3. 连接心电监护仪监测生命体征及血氧饱和度。

4. 参加抢救人员应听从指挥，密切配合，有条不紊，严格查对，并保留各种液体、安瓿及药瓶等，做到据实准确地记录抢救过程。

5. 护理值班人员严格遵守科室各项规章制度，坚守岗位，密切观察病情变化，及时采取抢救措施。

6. 急救物品做到定位放置、定数量、专人管理、专册登记、定期检查，班班清点，完好率达100%，保证应急使用。

7. 护理人员熟练掌握心肺复苏流程及各种急救仪器的使用方法和注意事项。

二、处理程序

立即抢救→胸外按压→气管插管→快速输液→遵医嘱用药→密切配合→对症处理→及时记录→及时上报。

第5节　疼痛科住院患者发生跌倒的应急预案与处理程序

一、应急预案

1. 当患者突然跌倒时，护士应立即赶到患者身边，同时通知医师。
2. 初步评估患者的意识，测量生命体征，必要时采取紧急抢救措施。
3. 配合医师进一步判断患者受伤部位、伤情程度、全身状况等，了解跌倒过程。
4. 遵医嘱进行正确处理以及必要的检查和治疗。
5. 密切观察患者病情变化，做好护理记录。
6. 按《医疗不良事件上报制度》规定时间内上报，及时、准确地记录过程。

二、程序

立即到患者身边→迅速报告医师→评估患者并测量生命体征→判断病情→正确处理及进行检查和治疗→密切观察病情变化→告知患者→记录→及时上报。

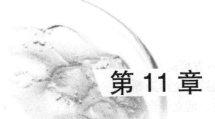

第 11 章

疼痛科专科治疗室管理制度

第 1 节 有创治疗室管理制度

一、有创治疗室消毒隔离制度

1. 室内布局合理，环境清洁，物品放置有序。

2. 工作人员进入治疗室必须更换鞋、帽、口罩，患者更换鞋。

3. 洗手设施应符合《医务人员手卫生规范》中的设施要求，工作人员严格执行《医务人员手卫生管理制度》。

4. 无菌物品必须一人一用一灭菌，灭菌物品按灭菌日期分类排序放置。

5. 操作过程中严格执行无菌技术操作规程、工作流程，操作规范。

6. 已开启的碘伏、乙醇消毒剂，应注意开启时间，在规定的时间内使用，无菌持物钳每 4 小时更换 1 次，遇污染随时更换。

7. 室内每日空气消毒 2 次，每次 30 分钟；开窗通风 2 次，每次 30 分钟。

8. 定期进行空气和无菌物品采样培养。

9. 每日治疗前用清水湿式擦拭各种设施、物体表面及地面；治疗后对物体表面、地面进行清洁消毒；被患者血液、体液、分泌物、排泄物污染时，先清除污染物后再用 1000 mg/L 含氧消毒剂擦拭。

10. 诊疗过程中产生的医疗废物应按我院《医疗废物管制制度》处置。

二、有创治疗室操作查对制度

治疗必须严格执行三查、八对、二问制度。

1. 三查 治疗前查、治疗中查、治疗后查。

2. 八对 床号、姓名、药名、剂量、浓度、时间、用法、有效期。

3. 二问 诊断、疼痛部位。

三、有创治疗室护士配合工作流程

1. 自身准备 戴口罩、帽子、更换鞋子。

2. 询问患者有无既往病史 高血压、糖尿病、心脏病等，避免空腹。

3. 核对 患者姓名、药物、治疗部位。

4. 根据治疗部位协助患者摆好体位，连接心电监护，必要时建立静脉通道。

5. 准备用物（安尔碘、75% 酒精、手套、治疗包、治疗巾、注射器、针头）。

6. 协助医师进行消毒，铺治疗巾。

7. 护士再次核对姓名、药物、诊断及治疗部位。

8. 操作医师与护士唱对药物。

9．治疗过程中密切观察患者意识及生命体征。

10．治疗结束穿刺处贴输液贴。

11．观察患者15分钟，协助患者起身，身体无不适之后方可离开。

12．做好治疗后指导事项，包括治疗当日勿洗澡，穿刺处避免污染等。

13．护士将患者送回病房继续观察，患者出现任何不适，请立即告知医护人员。

14．整理用物，治疗室消毒。

四、神经阻滞治疗患者发生过敏性休克的应急预案

1．患者突发过敏性休克，意识丧失，医师应立即停止治疗，就地抢救，给予去枕平卧。

2．按专用呼叫器，旁人急速呼叫医护人员。

3．遵医嘱皮下注射肾上腺素1 mg，小儿酌减，注意保暖。

4．改善缺氧症状，给予氧气吸入或简易呼吸气囊（调高氧流量6～8 L/min），呼吸抑制时应遵医嘱给予口咽通气管、人工呼吸，喉头水肿影响呼吸时，应立即准备气管插管，必要时配合施行喉镜、气管切开，保持呼吸道通畅。

5．迅速建立静脉通路，补充血容量，必要时建立两条静脉通路。遵医嘱应用晶体液、升压药维持血压，解痉、抗组胺药及糖皮质激素等药物。（治疗前，抢救车须备好多巴胺、阿托品、地西泮、地塞米松、氨茶碱等药物。）

6．连接心电监护仪监测生命体征及血氧饱和度。

7．发生心脏停搏，立即进行胸外按压、人工呼吸等心肺复苏的抢救措施。

8．观察与记录，密切观察患者的意识、体温、脉搏、呼吸、血压、尿量及其他临床变化，患者未脱离危险前不宜搬动。

9．安抚患者及家属。

10．按《护理文件书写内容与格式》规定时间内及时、准确地记录抢救过程。

五、有创治疗室急救物品管理

急救物品做到定位放置、定数量、专人管理、专册登记、定期检查，用后及时补充，每日检查，保证所有用物必须处于完好急用状态。

1．药物

（1）生理盐水、葡萄糖、林格液、碳酸氢钠等。

（2）盐酸肾上腺素、多巴胺、阿托品、地西泮、地塞米松等。

2．输液用物一套。

3．吸氧装置一套。

4．吸痰装置一套。

5．心电监护仪、电极片一套。

6．简易呼吸气囊、面罩、口咽通气管、气管插管、喉镜、麻醉机。

第2节　无创治疗室管理制度

一、无创治疗室管理制度

1．治疗室由专职护士负责管理。

2．治疗室专职护士每日检查仪器、设备运行情况，护士长每周督查1次，器械科每月检查

1 次。

3. 由专职护士将患者接至治疗室进行治疗，协助患者摆好体位。

4. 治疗过程中严格执行查对制度并实时签名。

5. 治疗过程中询问患者的感觉及疼痛情况，行光治疗时防止皮肤烫伤。

6. 根据患者的病情指导功能锻炼。

7. 治疗后整理用物，检查并清洁消毒探头、电极，保持仪器、设备完好处于备用状态，更换床单位，关闭电脑、空调及门窗。

8. 治疗室仪器、设备、治疗车和台面每周一、周四进行清洁消毒，探头、手柄等用 75% 的乙醇溶液消毒，TENS 电极清洗晾干待用。

9. 治疗室每日开窗通风 2 次，每次 30 分钟。

二、无创治疗室护士工作职责

（一）治疗前

1. 检查无创治疗室里的仪器是否转运正常、处于备用状态。

2. 治疗床整洁待用。

3. 治疗车上的常规准备　消毒液、棉签、各类治疗仪。

（二）治疗中

1. 由专职护士将患者接至治疗室，协助患者摆好体位。

2. 严格执行查对制度，使用治疗仪查对并执行医嘱，实时签名。

3. 根据医嘱选择恰当的模式或照射探头。

4. 根据患者情况选择准确的时间、照射模式及输出功率。

5. 照射中询问患者皮肤感觉及反应，并及时调节各项参数。

（三）治疗后

1. 整理用物，检查探头、电极片是否完好，消毒照射探头，并检查设备运转情况。

2. 更换治疗床单位、被套枕套。

3. 将治疗车、治疗仪摆放整齐，关好门窗。

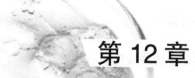

第 12 章

疼痛护理质量管理

第 1 节　疼痛科护士职责

1. 规范疼痛专科护士对疼痛患者的评估、治疗和护理。
2. 定期组织全院疼痛护理小组成员进行疼痛评估与管理培训。
3. 每月对疼痛专科护理质量进行评价，并持续改进。
4. 对疼痛患者进行疼痛评估、记录，实施相应的护理措施，不断提高疼痛患者的生活质量。
5. 遵医嘱给予镇痛治疗，观察镇痛治疗效果及药物不良反应。
6. 加强疼痛患者对控制疼痛的相关知识的宣教，增强患者疼痛规范化治疗的依从性。
7. 做好疼痛患者的心理护理。

第 2 节　疼痛科疾病分级护理标准及内涵

一、特级护理制度

（一）分级依据

1. 病情危重、随时可能发生病情变化需要抢救的患者。
2. 有生命危险，需要严密监测生命体征的患者。

（二）护理内容

1. 安置患者于单人病室，建立危重患者护理记录单。
2. 各种抢救仪器和药品完好备用。
3. 严密观察病情变化，监测体温、脉搏、呼吸、血压、疼痛五大生命体征及其他观察指标并做好记录。
4. 严密观察心电监护仪等设备的运转情况。
5. 根据医嘱，正确实施治疗、给药等护理措施。
6. 根据患者病情，正确实施基础护理和专科护理：
（1）洗脸、口腔护理每日 2～3 次。
（2）床上擦浴每日 1 次，包括洗脚、会阴护理。
（3）每日更换床单，有污染随时更换。
（4）每 2 小时翻身 1 次，必要时增加翻身次数，预防压疮发生。
（5）保持呼吸道通畅，气管切开患者及时吸痰。
（6）保证各种管道通畅，每日更换引流袋，详细记录引流量及色泽。根据医嘱，准确测量出入量。
7. 做好心理护理并进行健康指导。
8. 保持患者舒适和功能体位。

9. 实行床旁交接班。

二、一级护理

（一）分级依据

1. 癌症晚期疼痛，伴有脏器功能衰竭、严重心脏病、病情较重及抢救后趋向稳定的重症患者。

2. 生活完全不能自理且病情不稳定的患者。

3. 生活能部分自理，病情随时可能发生变化的患者。

4. 疼痛科微创介入手术当日的患者。

（二）护理内容

1. 每小时巡视患者，观察患者病情变化。

2. 根据患者病情、医嘱，监测体温、脉搏、呼吸、血压、疼痛五大生命体征。

3. 根据医嘱，正确实施治疗、给药措施，指导患者正确使用镇痛药物。

4. 根据患者具体情况采取安全措施，预防患者跌倒。

5. 根据患者病情及自理能力，正确实施基础护理和专科护理。做好口腔、压疮、气道、管道等护理，保持患者清洁卫生。

6. 给予个体化健康指导及心理护理。

三、二级护理

（一）分级依据

1. 颈椎间盘突出症射频联合胶原酶溶解术后 1～7 天的患者。

2. 腰椎间盘突出症射频联合胶原酶溶解术后 1～12 天的患者。

3. 脊柱内镜下颈胸、腰、椎间盘髓核摘除术、等离子消融术后 1～5 天的患者。

4. 三叉神经痛介入术后 1～3 天的患者。

5. 鞘内吗啡输注系统植入术后 1～14 天的患者。

6. 脊髓 / 周围神经电刺激植入术后 1～14 天的患者。

7. 椎体成形术后 1～7 天的患者。

8. 内脏神经阻滞 / 毁损术后 1～7 天的患者。

9. 老年骨质疏松症等年老体弱生活部分能自理的患者。

10. 疼痛科诊治范围内合并其他并发症的特殊患者。

（二）护理内容

1. 每 2 小时巡视患者，观察患者病情变化，了解患者四肢活动与小便情况。

2. 根据患者病情、医嘱，监测体温、脉搏、呼吸、血压、疼痛五大生命体征。

3. 根据医嘱，正确实施治疗、给药措施，指导患者正确使用镇痛药物。

4. 指导并采取安全措施预防患者跌倒等。

5. 指导并协助患者做好专科护理及基础护理：

（1）协助或指导颈、胸、腰椎间盘突出症介入手术患者正确翻身。

（2）协助或指导患者每日 2 次刷牙、洗脸。

（3）协助或指导患者进食、进水、更衣、洗头、擦身、梳头、剃须、剪指甲、大小便。

（4）做好管道护理及会阴护理。

（5）指导患者上、下床，功能锻炼。

（6）晨晚间护理，整理病房及床单位。

6. 给予个体化健康教育及心理护理。

7．做好微创介入手术的术前、术中、术后及出院指导。

四、三级护理

（一）分级依据

1．疼痛科专科范畴内多数普通患者。

2．生活能完全自理且病情稳定的患者。

3．生活能完全自理且处于康复期的患者。

（二）护理内容

1．每3小时巡视患者，观察患者病情，了解患者四肢活动、小便及功能恢复情况。

2．根据患者病情、医嘱，监测体温、脉搏、呼吸、血压、疼痛五大生命体征。

3．根据医嘱，正确实施治疗、给药措施，指导患者正确使用镇痛、营养神经、抗炎、解痉等药物。

4．指导并采取安全措施预防患者跌倒等。

5．晨晚间护理，整理病房及床单位。

6．给予健康指导及心理护理。

第3节　疼痛科健康教育制度及流程

一、疼痛科健康教育制度

1．患者入院时，责任护士发放疼痛评分尺、疼痛评估管理规范手册，向患者及家属讲解疼痛评分尺使用的目的、方法及疼痛评估方法，并教会患者及家属掌握正确评估疼痛的方法。

2．患者入院8小时内，责任护士对患者进行入院宣教，讲解医院规章制度及用药、检查注意事项，并再次指导患者正确评估疼痛。

3．患者入院48小时内，责任护士完成患者疾病健康宣教，讲解疾病相关知识，指导患者正确使用镇痛药及注意事项。

4．患者入院72小时内，护士长对责任护士进行疼痛健康教育效果评价，询问患者是否能正确评估疼痛、知晓疾病相关知识、用药注意事项、医院规章制度等。不能知晓相关内容的患者，责任护士需再次进行宣教。

5．患者住院期间责任护士根据患者的病情、治疗情况，不定期给予相关知识宣教。

6．患者出院时，责任护士对患者进行出院指导，向患者讲解饮食、用药、锻炼、复查和疼痛自我管理等相关内容。

7．疼痛健康宣教的形式宜多样化，将健康教育内容制作成手册、处方、宣传栏、视频、多媒体和义诊资料等。在病房电视上循环播放宣教视频；每月一次采用多媒体形式开展"疼痛宣教大讲堂"；每季度更新病房走廊内健康宣教栏内容；护士站放置健康教育处方、手册架；每年10月的第三周进行镇痛周义诊活动。

8．科室每月质控会对健康教育内容及现状进行讨论分析整改，及时更新健康教育内容及宣教方式。

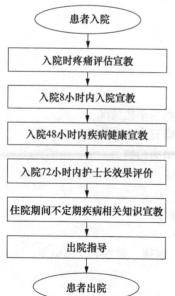

患者入院

入院时疼痛评估宣教

入院8小时内入院宣教

入院48小时内疾病健康宣教

入院72小时内护士长效果评价

住院期间不定期疾病相关知识宣教

出院指导

患者出院

图 12-3-1　疼痛科教育流程图

二、疼痛科健康教育流程图（图 12-3-1）

三、疼痛科健康教育质量查检表（表 12-3-1）

表 12-3-1　南昌大学第一附属医院疼痛专科健康教育质量查检表

科室：

床号	姓名	入院制度					检查项目指导			病情相关宣教及术前、术后指导									出院指导	
		知晓管床医护人员	熟悉病区环境	知晓医院规章制度	发放疼痛评分尺	发放疼痛评估教育处方	知晓如何疼痛评估	知晓检查前后主要目的	知晓疾病相关知识	知晓术前体位及方式	知晓用药、饮食	卫生清洁到位	知晓功能锻炼	知晓术后体位	知晓腰围颈托佩戴方法	知晓出院流程	知晓用药饮食知识	知晓功能锻炼	知晓自我保健知识	电话随访
		是否	是否	是否	是否	是否	是否	是否	是否	是否	是否	是否	是否	是否	是否	是否	是否	是否	是否	是否
		是否	是否	是否	是否	是否	是否	是否	是否	是否	是否	是否	是否	是否	是否	是否	是否	是否	是否	是否
		是否	是否	是否	是否	是否	是否	是否	是否	是否	是否	是否	是否	是否	是否	是否	是否	是否	是否	是否
		是否	是否	是否	是否	是否	是否	是否	是否	是否	是否	是否	是否	是否	是否	是否	是否	是否	是否	是否
		是否	是否	是否	是否	是否	是否	是否	是否	是否	是否	是否	是否	是否	是否	是否	是否	是否	是否	是否
		是否	是否	是否	是否	是否	是否	是否	是否	是否	是否	是否	是否	是否	是否	是否	是否	是否	是否	是否
		是否	是否	是否	是否	是否	是否	是否	是否	是否	是否	是否	是否	是否	是否	是否	是否	是否	是否	是否
		是否	是否	是否	是否	是否	是否	是否	是否	是否	是否	是否	是否	是否	是否	是否	是否	是否	是否	是否
		是否	是否	是否	是否	是否	是否	是否	是否	是否	是否	是否	是否	是否	是否	是否	是否	是否	是否	是否
		是否	是否	是否	是否	是否	是否	是否	是否	是否	是否	是否	是否	是否	是否	是否	是否	是否	是否	是否

第4节 疼痛科麻醉精神类药品管理制度

1. 按照国家《麻醉药品和精神药品管理条例》进行管理。
2. 向药学部申请、备案、建立或变更麻醉和一类精神药品基数。
3. 仅供本病区住院患者遵医嘱使用，不得跨病区及其他人员私自取用、借用。
4. 按照麻醉药品"五专"管理，建立基数、使用和剩余药品销毁、交接班登记本，各项目填写规范并签全名。
5. 交接班时必须双方当面清点并签全名，做到双人双锁双签全名。
6. 医师开具医嘱及专用处方后，护士见医嘱方可执行用药，使用后保留空安瓿。
7. 护士持医师开具的专用处方及空安瓿到药房请领药品补充基数。

第5节 疼痛评估与护理管理专项质量评价标准

表 12-5-1 南昌大学第一附属医院疼痛评估与护理管理专项质量评价标准

评价项目		评价标准	评价方法
疼痛评估方法管理 16分（每条2分）	疼痛评估管理工具	使用疼痛评分尺进行评估	现场抽查护士床旁疼痛评估
		建立并携带疼痛评估登记表进行评估	
	疼痛评估方法	听取患者的疼痛主诉	
		疼痛评估方法正确	
		疼痛部位评估正确	
		疼痛性质评估正确	
		疼痛评分准确，记录规定时间段患者认为最痛的分值	
		科室护士执行疼痛评估落实责任制，杜绝包干制	
疼痛评估护理记录管理16分（每条1分）	疼痛评估与记录	新入、转入患者在入院2小时内，急诊30分钟内，完成首次评估（抢救患者除外）	查看入院护理评估单
		无痛，每日2PM评估记录	查看疼痛评估登记表、生命体征观测单
		疼痛评分1～3分，每日2PM评估记录	
		疼痛评分4～6分，每日6AM、2PM、10PM评估记录	
		疼痛评分7～10分（≥24小时）每日6AM、10AM、2PM、10PM评估记录	查看疼痛评分登记表、生命体征观测单、护理记录单
		产妇建立了分娩进行记录单，则与专科评估项目同步疼痛评估记录	查看分娩进行记录单
		术后患者在苏醒室清醒时、出苏醒室前进行疼痛评估，并在麻醉复苏单记录	查看麻醉复苏单
		术后患者返回病房即时疼痛评估1次，并在生命体征观测单记录	查看疼痛评估登记表、生命体征观测单
		术后患者手术当日开始连续三天6AM、2PM、10PM疼痛评估记录	

续表

评价项目		评价标准	评价方法
疼痛评估护理记录管理 16 分（每条 1 分）	疼痛评估与记录	爆发痛或疼痛评分 7～10 分，即时疼痛评估 1 次	查看疼痛评估登记表、生命体征观测单、护理记录单
		爆发痛或疼痛评分 7～10 分，遵医嘱干预后 1 小时再次疼痛评估，并在生命体征观测单记录	
		爆发痛或疼痛评分 7～10 分，遵医嘱干预后 1 小时再次疼痛评估，并在护理记录单记录	
		疼痛患者有护士指导疼痛评估方法知识护理记录（疼痛科）	查看护理记录单
		无痛记录 0 分，无疼痛性质、评估方法、部位记录	查看疼痛评估登记表、生命体征观测单
		有痛应有疼痛评分、性质、评估方法、部位记录	
		疼痛评分在医疗疼痛评分记录的范围内	
实施镇痛治疗管理 4 分（每条 1 分）		疼痛评分≥4 分，护士报告医师给予镇痛干预	询问护士
		PCA 使用方法、注意事项、报警处理	
		知晓常规镇痛药物治疗原则（轻度疼痛：首选非甾体类抗炎药物；中度疼痛：选弱阿片类药物或联合非甾体类抗炎药物；重度疼痛：选强阿片类药物）	
		知晓非止痛药的止痛方法	
疼痛健康教育管理 10 分（每条 1 分）		护士掌握疼痛评估的原则	询问护士
		入院时护士教会患者掌握正确疼痛评估方法	
		责任护士熟知分管患者的疼痛情况及专科护理措施	
		向患者讲解镇痛药物使用方法、不良反应、注意事项	
		了解患者心理状态（患者交流、饮食、睡眠是否受疼痛影响）	
		患者知晓疼痛评估方法，配合医护人员疼痛评估	询问患者
		正确认识疼痛及镇痛治疗	
		知晓镇痛药物不良反应及预防措施	
		是否按时服药	
		科室建立疼痛相关知识教育资料（健康教育处方、宣传栏、宣传板等）	查看资料
疼痛评估收费管理 10 分（每条 5 分）		疼痛综合评定收费医嘱与患者现时疼痛评分主诉相符	现场床旁评估患者疼痛
		疼痛综合评定收费医嘱与疼痛评估登记表上疼痛评分相符	查看医嘱与疼痛评估登记表
疼痛护理管理制度 4 分（每条 1 分）		科室有无疼痛评估管理规范	查看资料
		科室有无疼痛评估管理相关流程	
		科室参加并开展疼痛护理相关学习	
		癌痛患者建立随访登记表，按要求随访	

备注：总分 60 分，达标分 50 分。

第6节　疼痛评估与护理管理专项质量查检表

表 12-6-1　南昌大学第一附属医院疼痛评估与护理管理专项质量查检表

评价项目		评价标准	评价方法	评价结果			
				科室/护士姓/N/床号	科室/护士姓/N/床号	科室/护士姓/N/床号	科室/护士姓/N/床号
疼痛评估方法管理	疼痛评估管理工具	使用疼痛评分尺进行评估	现场抽查护士床旁疼痛评估				
		建立并携带疼痛评估登记表进行评估					
	疼痛评估方法	听取患者的疼痛主诉					
		疼痛评估方法正确					
		疼痛部位评估正确					
		疼痛性质评估正确					
		疼痛评分准确，记录规定时间段患者认为最痛的分值					
		科室护士执行疼痛评估落实责任制，杜绝包干制					
疼痛评估记录管理	疼痛评估与记录	新入、转入患者在入院2小时内，急诊30分钟内完成首次评估（抢救患者除外）	查看入院护理评估单				
		无痛，每日2PM评估记录	查看疼痛评估登记表、生命体征观测单				
		疼痛评分1~3分，每日2PM评估记录					
		疼痛评分4~6分，每日6AM、2PM、10PM评估记录					
		疼痛评分7~10分（≥24小时），每日6AM、10AM、2PM、10PM评估记录	查看疼痛评估登记表、生命体征观测单、护理记录单				
		产妇建立了分娩进行记录单，则与专科评估项目同步疼痛评估记录	查看分娩进行记录单				
		术后患者在苏醒室清醒时、出苏醒室前进行疼痛评估，并在麻醉复苏单记录	查看麻醉复苏单				
		术后患者返回病房即时疼痛评估1次，并在生命体征观测单记录	查看疼痛评估登记表、生命体征观测单				
		术后患者手术当日开始连续三天6AM、2PM、10PM疼痛评估记录					

续表

评价项目		评价标准	评价方法	评价结果			
				科室/护士姓/N/床号	科室/护士姓/N/床号	科室/护士姓/N/床号	科室/护士姓/N/床号
疼痛评估记录管理	疼痛评估与记录	爆发痛或疼痛评分 7～10 分即时疼痛评估 1 次	查看疼痛评估登记表、生命体征观测单、护理记录单				
		爆发痛或疼痛评分 7～10 分遵医嘱干预后 1 小时再次疼痛评估，并在生命体征观测单记录					
		爆发痛或疼痛评分 7～10 分遵医嘱干预后 1 小时再次疼痛评估并在护理记录单记录					
		疼痛患者有护士指导疼痛评估方法知识护理记录（疼痛科）	查看护理记录单				
		无痛记录 0 分，无疼痛性质、评估方法、部位记录	查看疼痛评估登记表、生命体征观测单				
		有痛应有疼痛评分、性质、评估方法、部位记录					
		疼痛评分在医疗疼痛评分记录的范围内					
	实施镇痛治疗管理	疼痛评分≥4 分，护士报告医师给予镇痛干预	询问护士				
		PCA 使用方法、注意事项、报警处理					
		知晓常规镇痛药物治疗原则（轻度疼痛：首选非甾体类抗炎药物；中度疼痛：选弱阿片类药物或联合非甾体类抗炎药物；重度疼痛：选强阿片类药物）					
		知晓非止痛药的止痛方法					
	疼痛健康教育管理	护士掌握疼痛评估的原则	询问护士				
		入院时护士教会患者掌握正确疼痛评估方法					
		责任护士熟知分管患者的疼痛情况及专科护理措施					
		向患者讲解镇痛药物使用方法、不良反应、注意事项					
		了解患者心理状态（患者交流、饮食、睡眠是否受疼痛影响）					
		患者知晓疼痛评估方法，配合医护人员疼痛评估	询问患者				
		正确认识疼痛及镇痛治疗					
		知晓镇痛药物不良反应及预防措施					
		是否按时服药					
		科室建立疼痛相关知识教育资料（处方、宣传栏、宣传板等）	查看资料				

续表

评价项目	评价标准	评价方法	评价结果			
			科室 / 护士姓 N/ 床号	科室 / 护士姓 N/ 床号	科室 / 护士姓 N/ 床号	科室 / 护士姓 N/ 床号
疼痛评估 收费管理	疼痛综合评定收费医嘱与患者现时疼痛评分主诉相符	现场床旁 评估患者疼痛				
	疼痛综合评定收费医嘱与疼痛评分登记表上疼痛评分相符	查看医嘱与疼痛 评估登记表				
疼痛护理 管理制度	科室有无疼痛评估管理规范	查看资料				
	科室有无疼痛评估管理相关流程					
	科室参加并开展疼痛护理相关学习					
	癌痛患者建立随访登记表，按要求随访					

备注：1. 评价标准：符合"√"、不符合"×"、不适用"—"表示。2. 记录所查护士能级、姓、患者床号

检查者：　　　　　　　　　　检查时间：

第 7 节　疼痛专科护理质量评价标准

表 12-7-1　南昌大学第一附属医院疼痛科专科护理质量评价标准

评价项目	评价标准	评价方法
入院护理 20 分	患者知晓责任护士、经管医师	抽查护士并现场查看、询问患者
	患者熟悉病区环境及规章制度	
	指导患者及家属疼痛评估，患者及家属初步知晓疼痛评估方法	
	了解患者心理状况，解释与疼痛有关问题，保持情绪稳定	
	进行 Braden、Morse、Barthel 等评估，高危患者记录并悬挂警示标识，告知患者防范措施	
	患者及家属进行安全指导，并知晓指导内容	
	下放疼痛评估工具及疾病健康教育处方	
围术期护理 30 分	责任护士进行详细的术前指导，患者及家属知晓术前指导内容	抽查护士并现场查看、询问患者
	术前用药、手腕带佩戴规范	
	经管医师与值班护士床旁双人核对手术相关信息	
	手术日协助患者翻身及更换污染衣服	
	做好管道护理，保持引流管通畅	
	术后患者床单位保持整洁、干燥	
	协助术后患者卧床期间床上洗头 1 次 / 周	
	指导术后患者饮食内容，患者知晓饮食要求	
	指导术后患者功能锻炼	
	告知患者在医师指导下起床，不能擅自起床	

续表

评价项目	评价标准	评价方法
病情观察 20分	术后观察患者生命体征、切口敷料、四肢活动及肌力、大小便、疼痛等情况并记录	查看病历并现场查看患者
	术后回病房责任护士协助患者过床及佩戴腰围、颈围	
	准确、及时对疼痛患者进行疼痛评估并记录规范	
	观察卧床患者皮肤情况	
	观察使用镇痛药物疗效和副作用	
	观察神经阻滞治疗患者治疗后反应及穿刺处情况	
	观察置管镇痛泵患者管道的通畅及泵运行情况	
癌痛患者护理 20分	指导癌痛患者及家属正确疼痛评估	询问患者
	做好癌痛患者的心理护理	
	指导癌痛患者镇痛泵使用方法及注意事项，正确使用 PCA	
	做好癌痛患者管道护理，保持管道通畅	
	指导癌痛患者按时、按量使用镇痛药，观察镇痛药效果及不良反应，及时处理	
	保持癌痛患者床单位的整洁、干燥	
	做好癌痛患者的皮肤护理	
	指导癌痛患者饮食，患者及家属知晓饮食内容	
出院护理 10分	责任护士及时通知患者及家属	询问患者
	患者知晓办理出院手续流程	
	指导术后患者功能锻炼（腰背肌功能锻炼）	
	责任护士向患者做出院指导，患者知晓出院指导内容	
	登记随访信息，按时随访	查看随访本

备注：总分 100 分，达标分 95 分。

第 8 节　疼痛专科护理质量查检表

表 12-8-1　南昌大学第一附属医院疼痛科专科护理质量查检表

评价项目	评价标准	评价方法	评价结果			
			N: 护士: 床号	N: 护士: 床号	N: 护士: 床号	N: 护士: 床号
入院护理 20分	患者知晓责任护士、经管医师	抽查护士并现场查看、询问患者				
	患者熟悉病区环境及规章制度					
	指导患者及家属疼痛评估，患者及家属初步知晓疼痛评估方法					
	了解患者心理状况，解释与疼痛有关问题，保持情绪稳定					
	进行 Braden、Morse、Barthel 等评估，高危患者记录并悬挂警示标识，告知患者防范措施					
	患者及家属进行安全指导，并知晓指导内容					
	下放疼痛评估工具及疾病健康教育处方					

续表

评价项目	评价标准	评价方法	评价结果			
			N：护士：床号	N：护士：床号	N：护士：床号	N：护士：床号
围术期护理30分	责任护士进行详细的术前指导，患者及家属知晓术前指导内容	抽查护士并现场查看、询问患者				
	术前用药、手腕带佩戴规范					
	经管医师与值班护士床旁双人核对手术相关信息					
	手术日协助患者翻身及更换污染衣服					
	做好管道护理，保持引流管通畅					
	术后患者床单位保持整洁、干燥					
	协助术后患者卧床期间床上洗头1次/周					
	指导术后患者饮食内容，患者知晓饮食要求					
	指导术后患者功能锻炼					
	告知患者在医师指导下起床，不能擅自起床					
病情观察20分	术后观察患者生命体征、切口敷料、四肢活动及肌力、大小便、疼痛等情况并记录	查看病历并现场查看患者				
	术后回病房责任护士协助患者过床及佩戴腰围、颈围					
	准确、及时对疼痛患者进行疼痛评估并记录规范					
	观察卧床患者皮肤情况					
	观察使用镇痛药物疗效和副作用					
	观察神经阻滞治疗患者治疗后反应及穿刺处情况					
	观察置管镇痛泵患者管道的通畅及泵运行情况					
癌痛患者护理20分	指导癌痛患者及家属正确疼痛评估	询问患者				
	做好癌痛患者的心理护理					
	指导癌痛患者镇痛泵使用方法及注意事项，正确使用PCA					
	做好癌痛患者管道护理，保持管道通畅					
	指导癌痛患者按时、按量使用镇痛药，观察镇痛药效果及不良反应，及时处理					
	保持癌痛患者床单位的整洁、干燥					
	做好癌痛患者的皮肤护理					
	指导癌痛患者饮食，患者及家属知晓饮食内容					
出院护理10分	责任护士及时通知患者及家属	询问患者				
	患者知晓办理出院手续流程					
	指导术后患者功能锻炼（腰背肌功能锻炼）					
	责任护士向患者做出院指导，患者知晓出院指导内容					
	登记随访信息，按时随访	查看随访本				

备注：1. 评价标准：符合"√"、不符合"×"、不适用"—"表示。2. 记录所查护士能级、姓、患者床号

检查者：　　　　　　　　　　　检查时间：

第 9 节　疼痛出院患者随访登记表

表 12-9-1　南昌大学第一附属医院疼痛科出院患者随访登记表

床号	姓名	性别	年龄	住院号	入院时间	出院时间	出院诊断	治疗方法		回访内容										回访		
								手术	非手术	康复			疼痛		用药			住院期间治疗/服务是否满意		有何需解决的问题	电话	时间	责任护士
										良好	一般	差	无	有（VAS）	无	有			满意	不满意				
																药名	用法						

第 10 节　疼痛管理中常见错误理念

当前，仍有相当多的患者和现代医务人员存在对疼痛的错误认识。这些错误认识往往易误导人们的疼痛治疗行为，使患者容易错过治疗疼痛的最佳时机。

1. "疼痛是症状而不是疾病。"人们往往会认为疼痛只是一个症状，过度地去纠结寻求病根。其实持续的疼痛或控制不好的疼痛也会成为病因并造成更为严重的后果，包括躯体功能障碍、心理障碍等，延误疾病治疗和整体康复。慢性疼痛是症状更是一类疾病，需要用科学的态度去正视它，在医学无法攻克病因的情况下有效地控制及治疗疼痛，也是促进康复且最为有力的措施。

2. "对于慢性疼痛使用镇痛药是非常危险的，药物治疗会成瘾。"这种常见的错误认识使很多患者错过了治疗疼痛的最佳时机。镇痛药物是治疗慢性疼痛的基本方法，多数情况下，在专科医师的指导下正确使用镇痛药物可以达到有效镇痛且不致成瘾。

3. "镇痛药只有到忍受不了的时候才用。"提倡超前镇痛、预防性镇痛或充分镇痛，打断疼痛循环，避免形成恶性循环。

4. "很多患者谎报感到疼痛或疼痛的程度。"临床实践中少有患者谎报自己的疼痛。所谓的谎报有可能只是患者在汇报疼痛程度时有夸大的成分，针对疼痛夸大成分专业的医护人员通过多样的评估方法和工具是可以洞察并筛查的。"谁疼谁知道"不是一句空话，疼痛是以主观意识和描述为主要依据的，因此医护人员对患者的主诉要建立在信任和理解的基础上。

5. "相同的刺激会产生相同的疼痛，包括性质、评分和持续时间。"对于相同的刺激，每个人感到的疼痛的性质、评分和疼痛的持续时间都有很大的差异。这和产生疼痛的原因、疼痛的部位、机体耐受疼痛的程度，甚至和患者的个人文化背景、家庭环境、性格特点等都有着密不可分的关系。

疼痛的发生机制复杂多样，疼痛性疾病的发生、发展及转归也不尽相同，加之疼痛性疾病可以来源于各类疾病，因此涉及多学科疾病的相关知识，知识匮乏或是理解有误区就容易成为去除疼痛的障碍。护士有责任不断学习疼痛相关知识，掌握多学科疾病特点，不断地总结临床经验，传播正确的诊疗观点，更好地为每一个疼痛患者服务。

第 13 章
护理人员的疼痛管理培训

随着现代医学的发展，疼痛管理越来越受到社会和医学领域的关注，并成为护理内涵的重要课题和学科发展的重要趋势。因此，提高护理人员的疼痛认知水平，加强护理人员的疼痛专业培训成为重要的任务。疼痛管理培训包括三种形式：在校教育、继续教育和疼痛专科护士的培训。目前，我国疼痛管理的在校教育和疼痛专科护士的培养还处于探索阶段，疼痛管理的继续教育开展较为成熟和广泛。

第 1 节　疼痛护理的在校教育

疼痛临床护理是一门新学科，疼痛知识的普及乃当务之急，各类护理学生接受疼痛管理的课程培训，有助于他们在成为护士之前具备疼痛评估、镇痛方法和控制标准等方面的知识。因此，应将疼痛管理知识正式列入课程教学内容，加强护理专业学生在校期间的疼痛相关知识学习，包括疼痛治疗学、护理学和心理学等，以提高医护人员疼痛管理的整体水平。

美国的 Howard L. Fields 于 1995 年编写了《疼痛专业教育的核心课程》。2002 年，加拿大多伦多中心大学根据 IASP 的疼痛课程，开展了一套比较完整的院系间疼痛课程。目前，我国对护理学生的疼痛在校教育还处于一个探索讨论阶段，尚未开发一套完整的疼痛管理课程，普通专业课程中的疼痛专科知识也不充足。2002 年和 2004 年，赵继军所在单位将疼痛专科课程作为学校护理本科生的选修课，尝试开展疼痛护理在校教育。授课内容包括：疼痛概论；疼痛的病理生理；药物镇痛；中医镇痛；慢性疼痛管理；疼痛的心理社会因素；创伤和术后疼痛管理；临终患者镇痛。授课调查显示，86.4% 以上的学生认为在本科生教学中应开设疼痛管理方面的课程，100% 的学员认为这门课对今后的临床工作会有所帮助。赵继军完成了复旦大学和交通大学护理硕士研究生的疼痛教育，以及留学生的疼痛教学工作，取得了较好的效果。今后我们应在此经验基础上，借鉴国外疼痛教育课程，制定适合我国护理人员的疼痛专业教材，促进疼痛护理学在校教育的开展。

第 2 节　疼痛护理的继续教育

继续教育是继规范化专业培训之后，以学习新理论、新知识、新技术和新方法为主的项目。以业余学习为主，教学形式及手段多元化，实行学分制管理等。1980 年国家原卫生部召开的职工教育工作会议提出"全员培训，突出重点，统筹规划，分级负责，积极开展，量力而行，形式多样，讲究实效"的方针。1997 年国家原卫生部已将继续教育纳入政府部门的规范管理。从此，继续教育在护理界得到普遍开展。

临床上，护士和患者接触最为密切，所以护士在疼痛管理中处于重要地位并起着关键作用。国内外相关研究显示，疼痛继续教育项目对提高医务人员疼痛管理知识、改变临床疼痛管理的实践是有效的。在加拿大，Barbarra 等为临床护士提供了疼痛继续教育计划，经培训后测试结果表明护士对课程的满意度大大提高了，而且能更好地理解患者的疼痛过程。由于我国的疼痛管理事业起步较晚，许多护士缺乏疼痛专业相关知识，目前国内尚未对护士在疼痛护理管理中应具备的相关知识和技能作出规定，更未制定出衡量疼痛管理质量的标准。护理管理者们应根据临床护士对疼痛处理的认知及行为方面存在的问题设立疼痛培训课程，给临床一线的护士提供各类提升疼痛专业相关知识的在职教育机会，以提高临床护士疼痛专业相关知识水平及疼痛管理能力，改变疼痛管理理念。

疼痛管理的继续教育项目对于普通病区的非疼痛专科护士而言，也具有重要作用。护士与患者接触时间最多，术后患者的病情观察、疼痛评估、止痛药的提供及止痛效果的观测主要是通过护士来实现，护士在帮助患者面对及正确处理疼痛，增进其舒适感和功能恢复方面起着十分重要的作用。护士对疼痛的认识、评估及其控制的态度也直接影响着对患者进行的有效疼痛管理质量。疼痛管理相关教育能提高护士疼痛管理的认识水平和态度，从而有效地帮助患者控制疼痛。

第 3 节　疼痛专科护士的培养与现状

20 世纪初，在欧美等发达国家，疼痛专科护士（pain management specialized nurse）在疼痛管理中起着主导、协调、实践和培训等重要作用。

一、疼痛专科护士的资格认证

对专科护士认证和再认证是保证其工作能力的重要手段，然而，不同国家护理教育水平不同，专科护士的资格认证在临床上未见统一的报道。美国是较早开展疼痛专科护士培训和认证的国家。美国目前权威的认证形式是资格考试，其授权部门通常是各州的护理学会。疼痛专科护士美国护士资格审查中心（American Nudes Credentialing Center，ANCC）和美国疼痛管理护理学会（American Society of Pain Management Nurses，ASPMN）联合认证，申请者在完成疼痛专科护士培养计划并取得硕士学位证书后，仍需具备以下条件：

1. 具备有效的美国注册护士执照。

2. 作为注册护士在美国有 2 年以上工作经验。

3. 在申请考试之前的 3 年内至少从事过 2000 小时与疼痛相关的护理工作（如疼痛的评估和管理、疼痛教育和研究等）。

4. 在申请考试之前的过去 3 年内参加过 30 小时的继续教育，其中至少有 15 小时是与疼痛相关的。

具备以上条件且通过疼痛管理资格考试才能成为疼痛专科护士。

二、疼痛专科护士的培养模式

美国很多大学，如南阿拉巴马大学（the University of South Alabama）护理学院、俄克拉荷马州大学（the University OKlahoma）护理学院、佐治亚州医学院（Medical College of Georgia）护理学院等都设有专科护士的培养计划，各专科护士的培养模式相似，但根据专业不同，课程设置也存在差异。以下主要介绍疼痛专科护士的课程设置。

1. 理论课程　理论课程采用学分制，包含基础课程和疼痛专业核心课程。基础课程是所有学员都必须完成的，内容有护理理论、护理研究、病理生理学、药理学、心理学以及高级健康评估学等。疼痛专科护士学员还须完成疼痛专业核心课程，内容包括：

① 疼痛护理学基础。疼痛护理学简介、疼痛护理管理的哲学、疼痛管理的相关概念、疼痛

管理理论学、疼痛管理伦理学、安乐死以及疼痛的病理生理学等。

　　② 疼痛管理的临床应用。疼痛药理学、急慢性疼痛、癌症疼痛、儿科疼痛、临终患者的疼痛评估与管理、与疼痛护理相关的支持性护理理论，疼痛管理模式，疼痛专科护士作为执业专家、教育者、顾问、研究者以及管理者在疼痛护理中的角色职能。

　　2. 临床实践　实践课程通常安排在医院和社区两个实习点完成，以使学员适应不同环境下的患者的疼痛管理。学员可以根据个人需求选择其中之一作为主要实习点，实习内容还包括高级健康评估学的临床实践工作。

三、疼痛专科护士的角色职能

　　疼痛专科护士属于专科护士的一个分支，随着专科护士的出现而产生和发展。疼痛专科护士在疼痛管理中承担着临床能手、教育者、顾问、研究者以及管理者等多重角色，这些角色职能的发挥具体体现在以下几个方面。

　　1. 临床能手　参与临床疼痛护理工作，负责患者的疼痛评估与管理；负责专科技术操作；对临床各种急、慢性疼痛患者提供有效的疼痛管理，尤其是手术后疼痛患者和癌症疼痛患者。

　　2. 教育者　负责临床带教工作，指导其他护理人员有关疼痛的护理实践；组织新技术、新业务的学习和推广；参与疼痛管理专业教学计划的制订和实施；对患者、家属及社区卫生保健人员进行疼痛知识培训。

　　3. 顾问　参与院内疑难病历的会诊，协调各部门的合作，以利于护理工作开展；为住院或其他急、慢性疼痛患者提供咨询服务；帮助制订、实施和评价疼痛管理评估，促进目标的完成。

　　4. 研究者　作为疼痛管理区域的专业人员，关注疼痛学科新进展；针对疼痛临床管理中的疑难问题进行调查研究，探索解决方法；积极参与学术交流，推动专业发展。

　　5. 管理者　负责制定专业化的疼痛管理方案和计划，规范工作流程，检查和督导计划实施；控制和保证疼痛管理的质量，负责人员的合理配置等工作。

　　目前，我国疼痛专科护士的资格认证和培训尚处于起步阶段，尚未建立疼痛专科护士的培训标准，卫生行政机构或国家层面的疼痛护理专业学术机构组织也未开展疼痛专科护士培养项目。但我国护理同行通过借鉴国外及国内其他护理领域专科护士培养的经验，结合国情和专业特点，对疼痛专科护士的培训进行了有益的探索。当前，我国开展的疼痛专科护理技能培训以医院举办的为期 2～3 天的继续教育项目形式为主。相信在不久的将来，我国也可以形成系统规范化的疼痛专科护士培养体系，培养出一批专业的且得到相关机构认证的疼痛专科护士，以促进我国疼痛专科护理的发展，提高我国疼痛护理管理水平，为遭受疼痛折磨的患者解除痛苦服务。

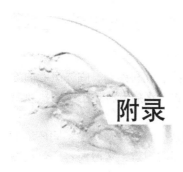

附录

科室概况

第1节 南昌大学第一附属医院疼痛科简介

南昌大学第一附属医院（原江西医学院第一附属医院）于1992年开设疼痛诊疗门诊，1995年建立疼痛病房，是国内较早开展慢性疼痛诊疗及研究的医院之一。1999年由江西省卫生厅批准成立疼痛科，2001年经江西省卫生厅考察批准成立江西省疼痛临床中心，张达颖任中心主任。2003年设为全国胶原酶溶解术培训中心。2004年经中华医学会疼痛学分会现场考察后，批准设为中华疼痛学会第六临床中心。2006年率先在国内高校成立疼痛诊疗学教研室，张达颖任教研室主任，同年科室成为江西省医学会疼痛专业委员会主委单位。2007年成为中华医学会疼痛学分会副主委单位。2012年科室批准为江西省癌痛规范化治疗示范病房、江西省疼痛专业质量控制中心挂靠单位。2013年科室获批为国家临床重点专科建设单位，并于2018年通过国家临床重点专科验收。2016年科室成为中国医师协会疼痛科医师分会副会长单位、中国医师协会脊柱疼痛专业委员会副主任委员和脊柱疼痛微创工作组组长单位、江西省护理学会疼痛护理专业委员会主委单位。同年建立脊柱内镜技术培训中心，并与韩国首尔大学医院疼痛中心缔结姊妹科室。2017年科室成为中华医学会疼痛学分会候任主委单位，并牵头成立江西首家疼痛专科医联体（国家临床重点专科·南昌大学第一附属医院疼痛专科医联体（附录图-1-1））。

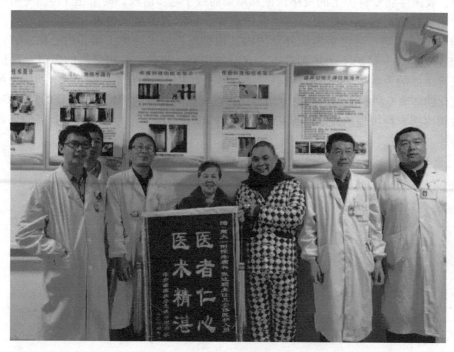

附录图-1-1　患者致谢

疼痛科在学科建设和临床疼痛诊疗与研究水平居于国内领先地位，并具有一定的国际影响力。科室当前设置病床 50 张，配备介入治疗室、注射治疗室、物理治疗室和红外热成像诊查室，常开专家、普通和专病（慢性神经痛和颈／腰椎间盘突出症微创治疗）门诊，辖脊柱与骨关节病、神经痛和癌痛治疗等亚专科及疼痛医学实验室。全科拥有专业技术人员 22 人，其中医师 11 人，护士 11 人。医师团队中拥有卫生部特聘专家 1 人，"国之名医 - 卓越建树"称号 1 人，国家级学会候任主任委员和省级学会主任委员 1 人，国家级学会常委和省级学会副主任委员 1 人，江西省卫生系统学术技术带头人 2 人，博士研究生导师 1 人，硕士研究生导师 3 人，高级职称 6 人、中级职称 4 人、初级职称 1 人，具有博士学位 1 人、在读博士 2 人，其余均为硕士研究生学历以上人员。

科室年门诊量、介入手术、微创治疗及出院患者数常年位居国内前茅，创新开展的多项疼痛诊疗技术在国内处于领先水平，包括：（1）规范的椎间盘突出症微创介入治疗技术体系，部分相关成果纳入全国高校教材《疼痛诊疗学》和《疼痛学》；（2）系列神经调控技术治疗各类神经病理性疼痛和癌性疼痛；（3）疑难和急重症疼痛性疾病的综合诊治，如全身性疼痛、老年性疼痛、复杂性椎间盘病变、慢性顽固性神经痛、晚期癌性痛和风湿关节软组织痛等。

科室迄今承担国家级、省部级和市厅级课题 50 项，在 SCI、中文核心等各级专业期刊发表论文 100 余篇，获得江西省科技进步奖三等奖 2 项，江西省高校科研成果奖三等奖 1 项，国家外观设计和实用新型专利 4 项，参编全国高等学校教材《疼痛诊疗学》（第 2 版），主编国内首部《疼痛诊疗学试题库》，主持并参与国内多项规范化疼痛微创治疗方案和慢病共识的制订，组织编订《江西省疼痛科建设基本标准》成为国内疼痛科建设的范本，参与启动国家疼痛专科医师职称资格考试及规范化培训，参编多版全国卫生技术人员专业资格考试 - 疼痛学专业考试大纲和辅导用书，主办国家级医学继续教育学习班 15 次、省级医学继续教育学习班和专题讲座 20 余次，培养硕士研究生 17 名、博士研究生 3 名，培训国内 20 余省市区 300 多名进修学员成为各地业务骨干，应邀到国内 30 个省市区讲学、会诊和手术，扶持省内外 200 多家疼痛科开展业务，多批次接待国外或境外疼痛医学访问学者和研修人员。

第 2 节 疼痛科微创技术简介

一、脊柱内镜下腰椎间盘髓核摘除、椎间孔成形术

该技术通常在局麻下经椎间孔入路或椎板间穿刺建立工作通道到达椎间盘突出部，或椎管狭窄处内镜直视下操作，摘除突出或脱出的髓核和钙化物或行椎间孔成形，解除神经根、硬膜囊压迫和部分椎管狭窄，同时联合射频热凝修补破损的纤维环（附录图 -2-1）。该技术创伤小，出血少，不破坏脊柱稳定性，术后恢复时间短，优良率达 95% 以上。我科于 2012 年在省内第一家自主引进开展该项技术，至 2016 年已治愈患者 2000 余例，还扶持和指导多家国内知名三级医院开展应用。

二、脊柱内镜下颈椎间盘髓核摘除术（附录图 -2-2）

对于颈椎间盘突出症患者，局麻下经颈椎板间入路建立工作通道，将脊柱内镜送达颈椎间盘突出部位，在内镜下直视操作，清除突出或脱出的髓核和钙化物，解除其对颈神经根、脊髓的压迫。该技术创伤小，出血极少，不破坏脊柱稳定性，术后恢复快，一般术后 24 小时即可起床活动。

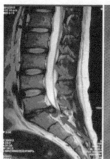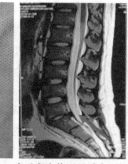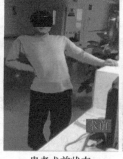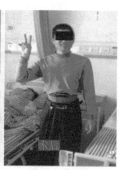

术前突出物影像　　术中摘除的突出物　　术后突出物明显减少影像　　患者术前状态　　　　患者术后状态

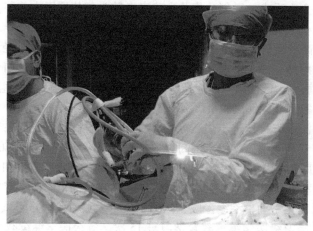

附录图 -2-1　脊柱内镜下腰椎间盘髓核摘除、椎间孔成形术

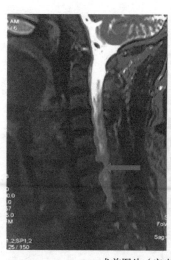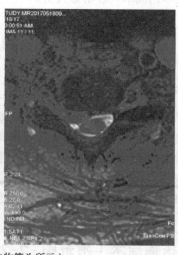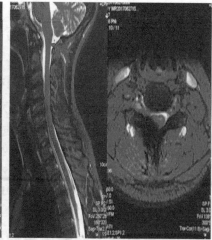

术前图片（突出物箭头所示）　　　　　　　　术后复查突出物已摘除

附录图 -2-2　后路脊柱内镜下颈椎间盘髓核摘除术

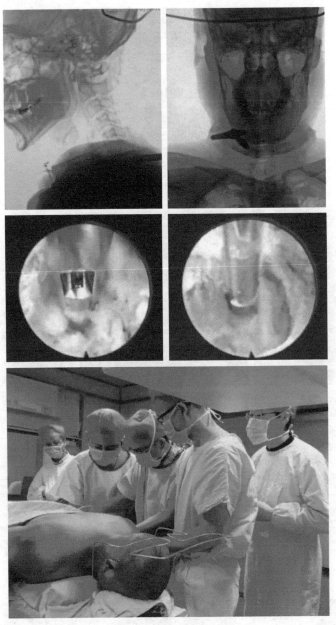

脊柱后路术中图片

附录图 -2-2 （续）

三、脊柱内镜下胸椎间盘髓核摘除、胸椎椎管狭窄扩大成形术

传统治疗胸椎间盘突出症和胸椎椎管狭窄症的开放手术往往由于局部解剖结构的特殊性，存在手术难度大、风险大、创伤大等局限性。局麻下经胸椎后路或侧后路穿刺建立到达病变部位的工作通道，在内镜直视下摘除突出的胸椎间盘，或清除增厚、骨化的黄韧带等致椎管狭窄病变，从而解除对胸髓、胸神经根的压迫。相较于传统开放手术，该技术具有创伤小、出血少、风险小、恢复快等特点。（附录图 -2-3 ）

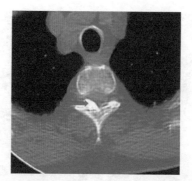

术前影像（箭头所示为增厚骨化的黄韧带）

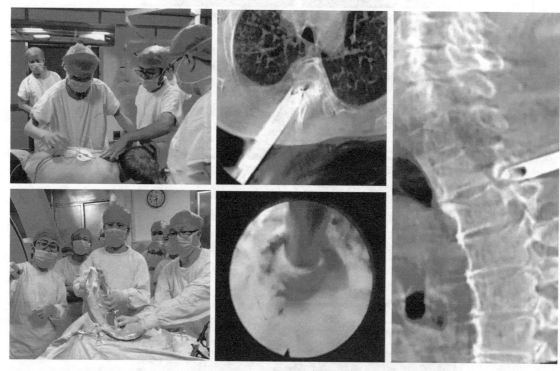

术中影像

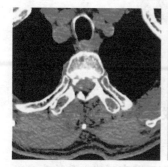

术后肥厚骨化的黄韧带已去除

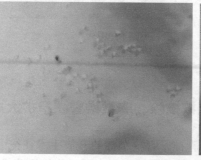

术后取出的骨化黄韧带组织及骨质

附录图 -2-3　脊柱内镜下胸椎间盘髓核摘除、椎管狭窄扩大成形术

四、射频联合胶原酶溶解术

　　该技术是由我科主持研究并规范开展的治疗颈腰椎间盘突出症安全有效的临床微创技术，我们采用该技术已成功治愈颈椎间盘突出症及腰椎间盘突出症患者 5000 余例，并在国内数百家医院推广应用，相关成果和规范纳入全国高校教材《疼痛诊断学》。

　　（1）射频联合胶原酶溶解术治疗颈椎间盘突出症（附录图 -2-4）

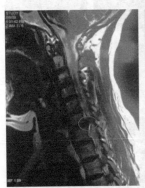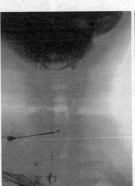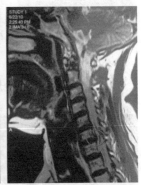

术前影像：突出物明显，　　　　　　　术中影像　　　　　　　术后影像：突出物
　　　压迫硬膜囊　　　　　　　　　　　　　　　　　　　　　　　　较术前明显缩小

附录图 -2-4　射频联合胶原酶溶解术治疗颈椎间盘突出症

　　（2）射频联合胶原酶溶解术治疗腰椎间盘突出症（附录图 -2-5）

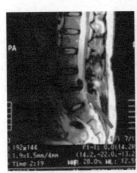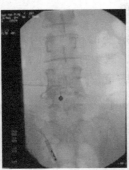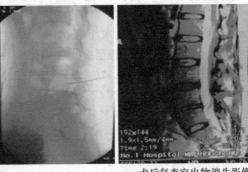

术前突出物影像　　　　　　　　　术中影像　　　　　　　术后复查突出物消失影像

附录图 -2-5　射频联合胶原酶溶解术治疗腰椎间盘突出症

五、神经射频治疗技术

　　神经射频技术主要应用于三叉神经痛、舌咽神经痛、枕神经痛、胸 / 腰脊神经后支卡压综合征、胸 / 腰交感神经功能紊乱症和神经纤维瘤等的治疗。常采用 CT、C 形臂或超声影像引导精准穿刺靶位，穿刺成功后经感觉、运动诱发和低温射频刺激进一步验证靶位，之后利用感觉和运动神经纤维对热度耐受力不同，用可控的连续射频和脉冲射频实施治疗。

（一）三叉神经射频术治疗三叉神经痛（附录图 -2-6）

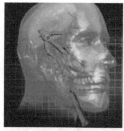 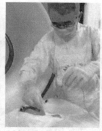 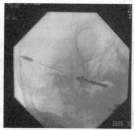 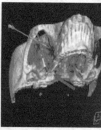 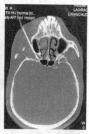

影像引导下三叉神经射频术　　　　射频针穿刺至卵圆孔　　　　射频针穿刺至圆孔

附录图 -2-6　三叉神经射频治疗

（二）胸腰脊神经后支射频术治疗腰背痛（附录图 -2-7）

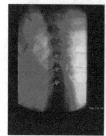 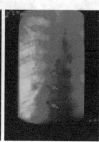 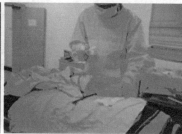 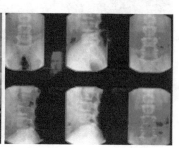

附录图 -2-7　胸腰脊神经后支射频治疗腰背痛

六、等离子消融术治疗颈 / 腰椎间盘病变

该技术是利用穿刺技术将等离子刀头置入病变的椎间盘内，通过等离子消融髓核组织，使椎间盘内压降低，甚至突出物消融或回纳，减少神经根或脊髓受压。与传统开放手术相比，该法于局麻下操作，"C" 形臂或 CT 下精确定位，创伤小，手术时间短，减压效果往往立竿见影。常用于治疗颈 / 腰椎间盘突出症，颈 / 腰椎间盘源性疼痛等（附录图 -2-8）。

七、癌症疼痛治疗技术

（一）椎管内药物输注系统植入术（附录图 -2-9）

该技术是通过植入鞘内或硬膜外药物输注系统，应用相对小剂量的镇痛药物持续地直接作用于中枢靶位镇痛，具有镇痛效果较好、降低全身给药的副作用等特点，主要用于治疗癌症疼痛等顽固性疼痛。

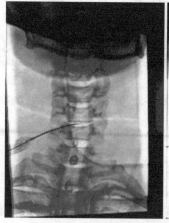 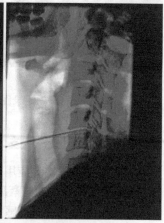

附录图 -2-8　等离子消融术治疗颈椎间盘突出症

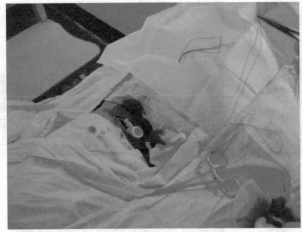
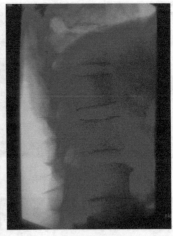

附录图 -2-9　射频治疗

（二）内脏神经阻滞／毁损术（附录图 -2-10）

该技术主要应用于腹部晚期癌症疼痛的治疗。针对癌性受累内脏神经实施精准神经阻滞或毁损，阻断癌症疼痛信号传导，从而达到缓解患者疼痛，提高生活质量的目的。

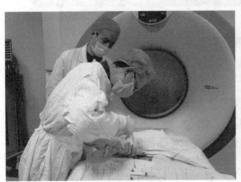
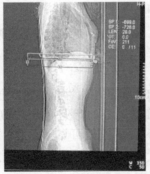
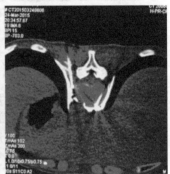

附录图 -2-10　CT 引导下内脏大小神经阻滞／毁损术

八、脊髓电刺激植入术治疗顽固性神经痛（附录图 -2-11）

该技术是通过植入电极至疼痛区域相对应的脊髓节段部位，利用发射的刺激电流干扰疼痛信号传递而产生镇痛作用。主要用于脊椎手术后疼痛综合征、复杂性区域疼痛综合征、顽固性带状疱疹后神经痛、中枢痛及幻肢痛等顽固性神经病理性疼痛。

九、超声引导下神经阻滞术（附录图 -2-12）

神经阻滞术和局部注射治疗是一种有效治疗多类慢性疼痛的常规方法。2014 年我科购置 PHILIPS 高端彩超仪，利用实时超声引导进行神经阻滞术和局部注射治疗，极大地提高了治疗的精准性、安全性和有效率。

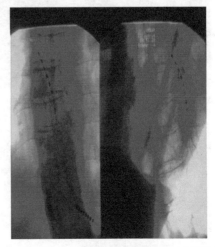

附录图 -2-11　电极置入到目标脊髓节段

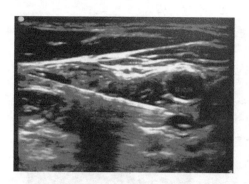
超声引导下星状神经节阻滞术

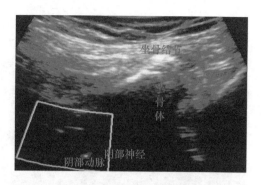
超声下显示坐骨神经和阴部神经

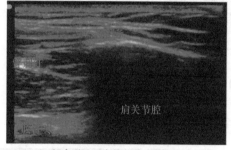
超声引导下肩关节腔注射术

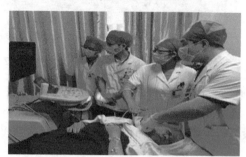
超声引导下臂丛神经阻滞术

附录图 -2-12　超声引导下神经阻滞术

十、体外冲击波疗法（附录图 -2-13）

体外冲击波疗法（ESWT）是利用由冲击波治疗仪产生的冲击波，通过治疗探头的定位、移动，传导至人体疼痛组织部位，经此产生生物学效应，达到消炎、松解、镇痛等治疗效果。该疗法具有安全性高、副作用小、疗效可靠等优点，是当前国内外流行的治疗慢性疼痛、尤

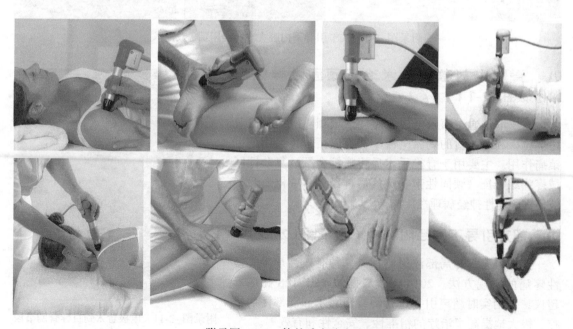

附录图 -2-13　体外冲击波疗法

其是软组织疼痛的临床技术。我科系省内首先开展冲击波治疗技术的单位，主要用于治疗肩周炎、膝骨性关节炎、跟痛症、网球肘（肱骨外上髁炎）、腱鞘炎、肌筋膜疼痛综合征、肌肉韧带劳损和股骨头缺血坏死等疾病。

十一、红外热成像检查

医用红外热成像是医学技术、红外摄像技术和计算机多媒体技术结合的产物，是一种记录人体热场的影像技术。自从 1956 年英国医师 Lawson 用红外热成像技术诊断乳腺癌以来，医用红外热成像技术逐步受到人们的关注。目前，因该检查具有无创、安全、直观与客观等优势，目前广泛用于包括慢性疼痛等疾病的辅助诊断以及临床疗效评估。

（一）检查原理

人体是一个各部位温度不等的生物发热体。正常情况下，人体处于代谢基本平衡状态，其温度分布表现出稳定性和对称性。当人体某一区域组织细胞发生异常或病理性改变，导致新陈代谢异常活跃或异常减低时，该处温度则会出现异常增高或降低。

红外热成像检查系统将人体温度分布以彩色图像形式显示出来，医师在对人体温度分布的红外热影像进行定量测量后，即可评价有无病症及病症部位、性质和程度。临床经验表明：急性炎症、恶性肿瘤导致红外热成像上相应部位温度偏高；栓塞、微循环下降，温度则偏低。

（二）疼痛科相关适应证

1. 头面部炎症，面神经麻痹，头面部疱疹及疱疹后神经痛等；

2. 颈、肩部及双上肢颈椎病，肩关节肿瘤，颈、肩部软组织损伤，肩周炎，上肢血管疾病、神经损伤等；

3. 胸、背部胸椎退行性病变，胸背部疱疹及疱疹后神经痛，肋间神经痛，乳腺、胸椎、肺部肿瘤，脊柱压缩性骨折等；

4. 腹部肝、胆、脾、胰等器官肿瘤和炎症等；

5. 腰、臀及双下肢腰椎间盘突出，腰、臀及下肢软组织疾病、炎症等，周围血管性疾病如静脉曲张、血栓闭塞性脉管炎、动脉硬化闭塞症等，膝关节骨性关节炎，股骨头坏死等。

（三）操作方法（附录图 -2-14）

1. 调节室温至 23～25℃；嘱患者充分休息，于拍摄前 15 分钟脱衣，避免衣着影响及避免运动等诱发体温变化的影响；

2. 按正确顺序开机，录入患者信息；

3. 充分向患者说明拍摄姿势；

4. 充分对焦，调整温度分布范围后采集图像；

5. 对关心区域温度进行测量，并根据具体部位进行左右 / 上下对比分析，对图像进行解读。

（四）注意事项

1. 告知患者扫描前勿用冷水洗手，勿抓挠检查部位；B 超、心电图等检查均应安排在红外热成像仪检查之后。

2. 女士月经期、感冒患者、皮肤传染病患者，不能耐受在 20～24℃环境中全裸静站进行扫描者，需经期后或痊愈后方可进行预约扫描。

3. 红外热成像仪在开机后，先进行内部温度校准，在图像稳定后进行功能设置修正。

4. 热成像系统的测温量程宜设置修正在环境温度与温升（10～20 K）之间进行检测。

5. 红外测温仪的测温辐射率，应正确选择被测物体材料的比辐射率（ε）进行修正。

6. 检测时应充分利用红外热成像仪的有关功能（温度宽窄调节、电平值大小调节等）达到最佳检测效果，如图像均衡、自动跟踪等。

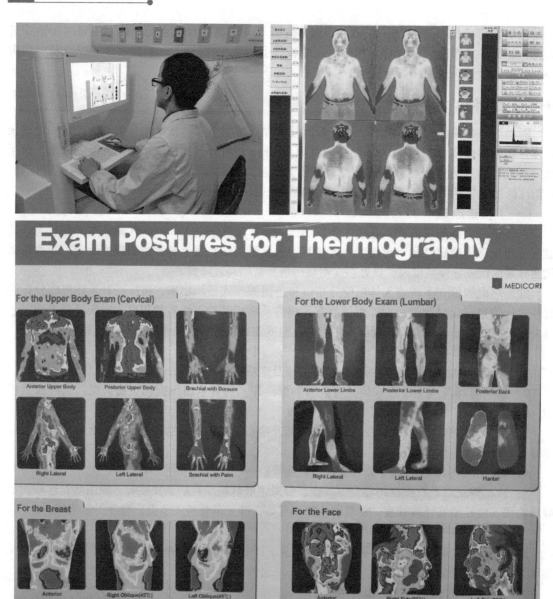

附录图 -2-14　红外热像检查

参 考 文 献

樊碧发，刘延青. 2017. 全国县级医院系列实用手册：疼痛科医师手册［M］. 北京：人民卫生出版社.

郭政. 2016. 疼痛诊疗学［M］. 第 4 版. 北京：人民卫生出版社.

赵继军. 2010. 疼痛护理学［M］. 第 2 版. 北京：人民军医出版社.